王红民 主编

经络诊察与推拿临床思维训练

全国百佳图书出版单位
中国中医药出版社
·北京·

图书在版编目（CIP）数据

经络诊察与推拿临床思维训练 / 王红民主编 . —北京：中国中医
药出版社，2021.6（2024.12重印）
ISBN 978 - 7 - 5132 - 6790 - 8

Ⅰ . ①经…　Ⅱ . ①王…　Ⅲ . ①经络－按摩疗法（中医）
Ⅳ . ① R244.1

中国版本图书馆 CIP 数据核字（2021）第 058542 号

中国中医药出版社出版
北京经济技术开发区科创十三街 31 号院二区 8 号楼
邮政编码　100176
传真　010-64405721
山东华立印务有限公司印刷
各地新华书店经销

开本 787×1092　1/16　印张 13.25　字数 228 千字
2021 年 6 月第 1 版　2024 年 12 月第 2 次印刷
书号　ISBN 978 - 7 - 5132 - 6790 - 8

定价　69.00 元
网址　www.cptcm.com

服 务 热 线　010-64405510
购 书 热 线　010-89535836
维 权 打 假　010-64405753

微信服务号　zgzyycbs
微商城网址　https://kdt.im/LIdUGr
官 方 微 博　http://e.weibo.com/cptcm
天猫旗舰店网址　https://zgzyycbs.tmall.com

如有印装质量问题请与本社出版部联系（010-64405510）
版权专有　侵权必究

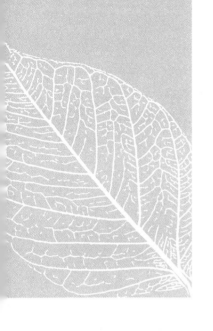

《经络诊察与推拿临床思维训练》

编委会

主　编　王红民

编　委　张伏震　王丽君　何祖永

　　　　张　慧　向　华　王　虹

耿 序

　　"中医推拿学"是传统中医"阴阳五行"学说与"经络藏象"理论经过历代医家长期临床实践，总结出的一整套独特的医疗方法，以其卓越的疗效，千百年来深受广大患者推崇与拥戴。而其推拿学在理论研究和实践中积累的经验，已成为中医学体系中不可缺少的组成部分。

　　"经络"构成了人体气血循环系统，输布运营周身。"五脏"是人体藏精的器官，"六腑"是受纳传导水谷的器官，脏腑功能的发挥依靠经络的调节和控制，这种调控作用既体现在人体上下内外、表里阴阳平衡的宏观层面，又反映在经络腧穴局部气血转输交会的微观层面。这些精细的变化需要推拿医生仔细触诊、反复循摸才能获得。只有对病患的经络状态了然于胸，才能对疾病做出准确的判断，由此可见经络腧穴学的知识对于中医推拿专业医生更加重要。

　　本书主编王红民是 20 世纪 90 年代北京中医药大学针推系毕业生，从事盲人推拿教学临床工作三十余年。近十年又师从于中国中医科学院针灸研究所王居易教授学习"经络医学"，得其真传，并将王老先生所研究的"经络诊法"在自己的教学和临床实践中推演、探究，总结出"触摸""循推""按压"头面、躯干和四肢经络缝隙的一整套推拿诊治方法并施用于临床，在真实感受经络腧穴于不同病理状态下的各种异常表现，分别施以治疗，创建了"问诊—察经—辨经—选经—推经"的临床工作流程。经反复验证，这套方法在伤科、内科、妇科、儿科等各科疾病治疗中都取得了可靠的疗效，非常适合推拿专业的学生和临床工作者学习借鉴。

　　在本书出版之际，特作序表示祝贺！希望更多的推拿专业人员深入学习《黄帝内经》《针灸甲乙经》等中医经典，将传统经络腧穴理论和中医思维与推拿临床结合，扎扎实实运用于临床实践解决疾病难题。同时也希望作者在更深入广泛的临床实践中不断修正完善这套理论和方法，教出更多更高水平的推拿医生为广大患者服务！

耿恩广

辛丑年仲春于北京

前　言

经络诊察源于《黄帝内经》(简称《内经》),首都国医名师王居易教授根据《内经》记载整理并首先提出了"经络诊察法",并将其应用于针灸临床。经络诊察法是采用"审、切、循、扪、按"五种方法,对人体经络状态进行全面诊察,以准确客观地掌握患者个体的生理、病理状态,为进一步诊断、治疗提供客观依据和方向,对临床各科均有非常重要的指导意义。

2013年9月,在王居易教授的指导下,北京市盲人学校针灸推拿专业组建教学团队,以经络医学理论为基础,运用"中医脏腑经络一体化理论"指导推拿临床实践及教学。

教学团队经过7年的实践及教学,应用王居易教授所确立的经络诊察法的基本方法和基本原理,在推拿实践中加以验证、完善和拓展,以更适应推拿专业的特点和临床规律。在推拿临床实践中,我们总结出以四肢经络缝隙和头面、躯干部循推按压为主的经络诊察方法,并将经络结构的基础知识、经络诊察基本技能与推拿临床思维训练有机结合,形成了清晰明确的临床接诊流程。由于本书是经络医学在推拿教学临床的应用成果,关于经络气化、经络结构、经络诊察操作方法等内容与《经络医学概论》(王居易著)存在一些差异,请读者注意区别,互相参考使用。

"经络诊察思维训练"是一套融理论与实践于一体,教学内容详实,教学方法和教学案例丰富的特色课程。为满足广大推拿专业同行的学习需求,我们特将7年来在教学实践中的研究成果和经验总结编成教材,以供推拿专业同行参考应用。本教材的编写填补了针灸推拿类教材在临床中医思维训练方面的空白。

本课程的设立,主要是解决中等、高等职业教育中医推拿骨伤专业学生在学习临床专业课程后,无法形成临床思维,不会接诊的问题,使他们在学习本课程后可以形成中医思维,将前期所学中医基础知识更好融合,以指导临床推拿实践。

1. 教学建议

教具运用：结合人体解剖知识，运用解剖学骨骼、肌肉标本，使学生对经络缝隙结构有清晰认知。

小组合作：教学中采用 3 ～ 5 人一组的小组学习方式，提高经络诊察操作练习的效率。

案例教学：在临床思维训练环节建议采用案例教学方式，使理论学习与临床实践有效对接。

2. 教材特点

理论创新：运用王居易教授创立的经络医学原理指导推拿专业学习，以中医脏腑经络一体化理论指导推拿临床实践。

体例创新：将经络结构基础知识、经络诊察基本技能与推拿临床思维训练三方面主体内容有机结合，形成有效的学习流程。

整体思维：将基础理论知识和临床推拿知识与技能相融合，帮助学生建立具有整体观念的推拿临床思维，经过 7 年教学实践验证，易于初学者掌握。

临床实用：经过广泛的推拿学员问卷调研及临床调研，紧密结合推拿临床实际情况，所有案例均来自于临床一线；并解答 30 个理论与实践问题，总结了 30 种推拿临床常见病经络诊察异常，为使用经络诊察的推拿专业学习者提供实用的技术支持。

在本教材的编写过程中，张建军、刘正、宁天、薛志鹏、巴锐、刘百垚等医生及冯翠爽、李思嘉、彭毛姐、冯文龙、刘子龙、赵一方、武金鑫等学生提供了宝贵的临床案例和资料，张侨文医生、李成华老师、张家兴同学为教材照片和视频拍摄提供了支持，在此向他们表示衷心的感谢。

此外，本项目的研究持续了 7 年，期间得到了很多德高望重的专家、教授和学校领导的支持与帮助。首都国医名师王居易教授曾亲自来校指导课题组工作，北京中医药大学戚燕平教授对本书给予了很大的支持，并力邀北京中医药大学原针灸推拿系主任耿恩广教授为此书作序，北京市盲人学校原党委书记张松岩为本书题写书名，中残联盲人按摩指导中心张成全处长为本书提出中肯的修改意见，还有很多推拿界同行以及教师同行们都对本书的编写提供了多方面的帮助，在此一并表示感谢！

《经络诊察与推拿临床思维训练》编委会

2021 年 2 月

目 录

技能篇

第三章　经络诊察的操作方法 / 059

附篇

基础篇

第一章　十二经经络结构

导学：本章主要解决"经络在哪里"这个基本问题。

经络的实质结构是当代科学界的一大命题，本章所讨论的经络结构观点是根据王居易教授《经络医学概论》内容整理而成，是从《内经》等古籍中对于经络的产生及经络系统的构成入手，运用现代解剖学的观察方法解决关于经络通道的形态、走向以及关联路径等问题。

经络结构内容的确定是根据《内经》等典籍中所记载的经络循行的解剖部位，结合临床大量的病例观察总结出来的。在表述上使用现代人所能理解的现代医学名词，以便学习者对经络结构的定位及其内部结构更加清晰。

传统经络循行路线分为体腔和体表两部分。经络气血输注的部位是在体表循行路线上的肌肉组织缝隙中，体腔经络缝隙由胸腔、腹腔和脏腑表面的浆膜缝隙构成；在体表肢体则是由皮、脉、肉、筋、骨之间的筋膜间隙构成。如《素问·痹论》所云："卫者，水谷之悍气也，其气慓疾滑利，不能入于脉也，故循皮肤之中，分肉之间，熏于肓膜，散于胸腹。"

第一节　手三阴经经络结构

一、手太阴肺经

（一）循行路线

《灵枢·经脉》原文：肺手太阴之脉，起于中焦，下络大肠，还循胃口，上膈属肺。从肺系，横出腋下，下循臑内，行少阴、心主之前，下肘中，循臂内上骨下廉，入寸口，上鱼，循鱼际，出大指之端。

其支者：从腕后，直出次指内廉，出其端。

释义：手太阴肺经，起于中焦胃部，向下联络大肠，再返回沿胃上口，穿过横膈，入属于肺。从肺系（气管、喉咙部）向外横行至腋下（中府、云门），下循上臂内侧，走手少阴、手厥阴经之前（天府、侠白），下至肘中（尺泽），沿前臂内侧桡骨尺侧缘（孔最），进入寸口桡动脉搏动处（经渠、太渊），行至大鱼际，沿大鱼际桡侧（鱼际），直达大指的末端（少商）。

它的支脉：从腕后（列缺）走向食指内（桡）侧，出其末端，接手阳明大肠经。

（二）经脉循行结构定位

体表循行缝隙：手太阴肺经，（上臂部）行于肱二头肌桡侧与肱肌和喙肱肌之间的肌肉缝隙处，行于手少阴、手厥阴经之前，下行肘中；（前臂部）沿着桡骨下缘的肱桡肌与桡侧腕屈肌之间的缝隙至腕后寸口；（手掌部）沿着大鱼际与第一掌骨之间的缝隙到大指桡侧指甲角。（图1-1）

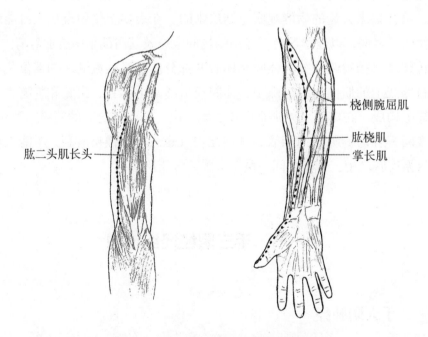

肱二头肌长头

桡侧腕屈肌

肱桡肌

掌长肌

图1-1 手太阴肺经上肢部经脉循行

二、手少阴心经

（一）循行路线

《灵枢·经脉》原文：心手少阴之脉，起于心中，出属心系，下膈，络小肠。

其支者：从心系，上夹咽，系目系。

其直者：复从心系，却上肺，下出腋下，下循臑内后廉，行太阴、心主之后，下肘内，循臂内后廉，抵掌后锐骨之端，入掌内后廉，循小指之内，出其端。

释义：手少阴心经，起于心中，出属心系（心与其他脏器相连的组织），下行经过膈肌，络小肠。

它的支脉：从心系向上夹咽喉，连于目系（眼球连接于脑的组织）。

它的直行经脉：从心系（心与其他脏器相连的组织）上行至肺部，向外下出于腋下（极泉），沿上臂内侧后缘，行于手太阴、手厥阴经之后（青灵），下向肘内（少海），沿前臂内侧后缘（灵道、通里、阴郄、神门），至掌后豌豆骨部进入掌内后边（少府），沿小指的桡侧出于末端（少冲），接手太阳小肠经。

（二）经脉循行结构定位

体表循行缝隙：手少阴心经，（上臂部）从腋窝深处胸大肌与肱二头肌短头之间的间隙，向下沿肱二头肌尺侧与肱肌、喙肱肌之间的缝隙下行肘关节内侧；（前臂部）沿尺侧腕屈肌与指浅屈肌之间的间隙至腕部豌豆骨内侧；（手部）沿掌内第五掌骨桡侧缘小鱼际肌桡侧缝隙至小指桡侧指甲角。（图1-2）

三、手厥阴心包经

（一）循行路线

《灵枢·经脉》原文：心主手厥阴心包络之脉，起于胸中，出属心包络，下膈，历络三焦。

其支者：循胸出胁，下腋三寸，上抵腋下，循臑内，行太阴、少阴之间，入肘中，下臂，行两筋之间，入掌中，循中指，出其端。

其支者：别掌中，循小指次指出其端。

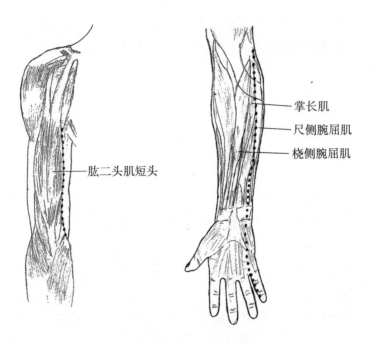

掌长肌
尺侧腕屈肌
桡侧腕屈肌
肱二头肌短头

图 1-2　手少阴心经上肢部经脉循行

释义：手厥阴心包经，起于胸中，浅出属于心包络，向下经过膈肌，经胸至腹依次联络上、中、下三焦。

它的支脉：沿胸内出胁部，当腋下 3 寸处（天池）再向上至腋下，沿上臂内侧（天泉），于手太阴、手少阴之间，进入肘中（曲泽），下向前臂，走两筋（桡侧腕屈肌与掌长肌之间）（郄门、间使、内关、大陵）进入掌中（劳宫），循行至中指末端（中冲）。

它的支脉：从掌中分出，沿无名指出于末端，接手少阳三焦经。

（二）经脉循行结构定位

体表循行缝隙：手厥阴心包经，（上臂部）上行腋窝，沿着肱二头肌两个肌腹之间的缝隙下行于手太阴、少阴经之间，进入肘关节肱二头肌腱尺侧凹陷；（前臂部）行于掌长肌和桡侧腕屈肌之间的缝隙；（手部）行于大小鱼际肌群之间的缝隙，沿二、三掌骨之间上行至中指末端。（图 1-3）

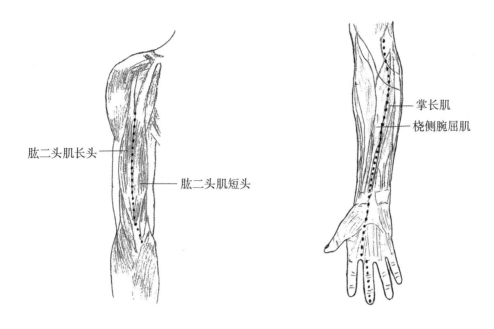

图 1-3　手厥阴心包经上肢部经脉循行

手三阴经经络缝隙及内部重要组织结构，见表 1-1。

表 1-1　手三阴经经络缝隙及内部重要组织结构

经脉	手部		前臂部		上臂部	
	缝隙	重要组织	缝隙	重要组织	缝隙	重要组织
手太阴肺经	拇指桡侧及第一掌骨与大鱼际肌肉之间的缝隙	桡神经	肱桡肌与桡侧腕屈肌之间的缝隙	桡神经、桡动脉	肱二头肌桡侧与肱肌、喙肱肌之间的缝隙	头静脉
手少阴心经	四、五掌骨之间偏于第五掌骨与小指屈肌之间的缝隙	尺神经深支	指浅屈肌与尺侧腕屈肌之间的缝隙	尺动脉、尺静脉、尺神经	肱二头肌尺侧与肱肌、喙肱肌之间的缝隙	正中神经、肱动脉

经脉	手部		前臂部		上臂部	
	缝隙	重要组织	缝隙	重要组织	缝隙	重要组织
手厥阴心包经	二、三掌骨之间偏于第三掌骨与指屈肌之间的缝隙	正中神经	桡侧腕屈肌与掌长肌之间的缝隙	正中神经	肱二头肌两个肌腹之间的缝隙	正中神经、肱动脉

第二节　手三阳经经络结构

一、手阳明大肠经

（一）循行路线

《灵枢·经脉》原文：大肠手阳明之脉，起于大指次指之端，循指上廉，出合谷两骨之间，上入两筋之间，循臂上廉，入肘外廉，上臑外前廉，上肩，出髃骨之前廉，上出于柱骨之会上，下入缺盆，络肺，下膈，属大肠。

其支者：从缺盆上颈，贯颊，入下齿中；还出夹口，交人中——左之右、右之左，上夹鼻孔。

释义：手阳明大肠经，从食指末端起始（商阳），沿食指桡侧缘（二间、三间），经第一、二掌骨间（合谷），进入两筋（拇长伸肌腱和拇短伸肌腱）之间（阳溪），沿前臂桡侧（偏历、温溜、下廉、上廉、手三里），进入肘外侧（曲池、肘髎），经上臂外侧前缘（手五里、臂臑），上肩，出肩峰部前边（肩髃、巨骨；会秉风），向上交会颈部（会大椎），向前行下入缺盆（锁骨上窝），络于肺，穿过横膈，属于大肠。

它的支脉：从锁骨上窝上行颈旁（天鼎、扶突），经面颊，进入下齿槽，返回夹口旁（会地仓），交会人中部（会水沟）——左边的向右，右边的向左，上夹鼻孔旁。

（二）经脉循行结构定位

体表循行缝隙：手阳明大肠经，（手掌部）起于食指桡侧指甲角，循食指桡侧第一、二掌骨之间，向上到拇长伸肌腱和拇短伸肌腱之间的间隙；（前臂部）循桡骨桡侧缘肱桡肌与桡侧腕长、短伸肌之间的缝隙，进入肱骨外上髁桡侧的间隙；（上臂部）肱肌、喙肱肌与肱三头肌外侧头之间的缝隙，上行到肩部三角肌前部肌束与中部肌束之间的间隙，与颈椎部位的大椎穴交会后，向前下入锁骨上窝，进入体腔循行。（图1-4）

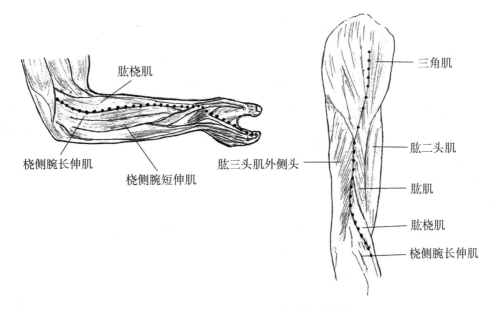

图1-4 手阳明大肠经上肢部经脉循行

二、手太阳小肠经

（一）循行路线

《灵枢·经脉》原文：小肠手太阳之脉，起于小指之端，循手外侧上腕，出踝中，直上循臂骨下廉，出肘内侧两骨之间，上循臑外后廉，出肩解，绕肩胛，交肩上，入缺盆，络心，循咽下膈，抵胃，属小肠。

其支者：从缺盆循颈，上颊，至目锐眦，却入耳中。

其支者：别颊上䪼，抵鼻，至目内眦（斜络于颧）。

释义：手太阳小肠经，起于小指外侧尺侧端（少泽），沿手掌尺侧（前谷、后溪），上至腕部（腕骨、阳谷），出尺骨茎突（养老），直上沿尺骨后缘

（支正），出于肘内侧当肱骨内上髁和尺骨鹰嘴之间（小海），向上沿上臂外后侧，出肩关节部（肩贞、臑俞），绕肩胛（天宗、秉风、曲垣），交会肩上（肩外俞、肩中俞；会附分、大杼、大椎），向下进入缺盆（锁骨上窝），络于心，沿食管，通过膈肌，到胃（会上脘、中脘），属于小肠。

它的支脉：从锁骨上行沿颈旁（天窗、天容），上达面颊（颧髎），到外眼角（会瞳子髎），弯向后（会和髎），进入耳中（听宫）。

它的又一支脉：从面颊部分出，上向颧骨部，靠鼻旁到内眼角（会睛明），接足太阳膀胱经。

（二）经脉循行结构定位

体表循行缝隙：手太阳小肠经，（手部）经起于小指尺侧指甲角，沿第五掌骨尺侧缘与小鱼际肌内侧缘之间的缝隙至腕部三角骨；（前臂部）沿尺骨与尺侧腕伸肌之间的缝隙上行至尺骨鹰嘴与肱骨内侧髁之间；（上臂部）行于肱三头肌长头、内侧头与肱肌、喙肱肌之间的缝隙中，至肩部绕行于上肢带肌与斜方肌与肩关节之间的缝隙中，与颈椎部位的大椎穴交会后从锁骨上窝进入体腔内循行。（图1-5）

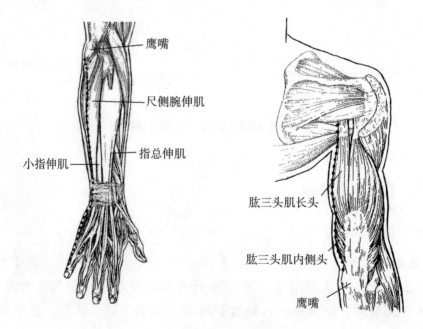

鹰嘴

尺侧腕伸肌

指总伸肌

小指伸肌

肱三头肌长头

肱三头肌内侧头

鹰嘴

图1-5 手太阳小肠经上肢部经脉循行

三、手少阳三焦经

（一）循行路线

《灵枢·经脉》原文：三焦手少阳之脉，起于小指次指之端，上出两指之间，循手表腕，出臂外两骨之间，上贯肘，循臑外上肩，而交出足少阳之后，入缺盆，布膻中，散络心包，下膈，遍属三焦。

其支者：从膻中，上出缺盆，上项，系耳后，直上出耳上角，以屈下颊至颐。

其支者：从耳后入耳中，出走耳前，过客主人前，交颊，至目锐眦。

释义：手少阳三焦经，起于无名指尺侧末端（关冲），上行小指与无名指之间（液门），沿手背（中渚、阳池），出于前臂伸侧两骨（尺骨、桡骨）之间（外关、支沟、会宗、三阳络、四渎），向上过肘尖（天井），沿上臂外侧（清冷渊、消泺），向上至肩部（臑会、肩髎），交出足少阳经之后（天髎；会秉风、肩井、大椎），进入缺盆（锁骨上窝），分布于胸中（纵隔中），散络于心包，向下过膈肌，从胸至腹广泛遍属于上、中、下三焦。

它的支脉：从胸中上行，出锁骨上窝，上行经颈项旁，连系耳后（天牖、翳风、颅息），直上出耳上方（角孙；会颔厌、悬厘、上关），弯下向面颊，至眼下（颧髎）。

它的支脉：从耳后进入耳中，出走耳前（和髎、耳门；会听会），经过上关前，交面颊，到外眼角（丝竹空；会瞳子髎）接足少阳胆经。

（二）经脉循行结构定位

体表循行缝隙：手少阳三焦经，（手部）起于无名指尺侧指甲角，向上沿四、五掌骨之间，行至腕部指总伸肌与小指伸肌之间；（前臂部）沿尺骨和桡骨之间行于指总伸肌与尺侧腕伸肌之间的缝隙，上行至肘关节尺骨鹰嘴与肱骨外上髁之间的骨沟处；（上臂部）行于肱三头肌外侧头与长头之间的缝隙上肩关节，与颈椎大椎处交会后行于锁骨上窝进入体内循行。（图1-6）

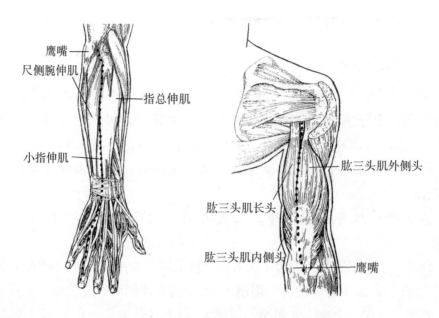

图 1-6　手少阳三焦经上肢部经脉循行

手三阳经经络缝隙及内部重要组织结构，见表 1-2。

表 1-2　手三阳经经络缝隙及内部重要组织结构

经脉	手部		前臂部		上臂部	
	缝隙	重要内容	缝隙	重要内容	缝隙	重要内容
手阳明大肠经	食指桡侧骨、第二掌骨骨间肌桡侧的缝隙	桡神经分支	肱桡肌与桡侧腕长、短伸肌之间的缝隙	桡神经	肱肌、喙肱肌与肱三头肌外侧头之间的缝隙	腋神经和头静脉分支
手太阳小肠经	小指尺侧缘、第五掌骨与小鱼际肌之间的缝隙	尺神经分支	尺骨与尺侧腕伸肌之间的缝隙	尺神经和贵要静脉	肱三头肌长头、内侧头与肱肌、喙肱肌之间的缝隙	尺神经
手少阳三焦经	四、五掌骨之间，指总伸肌与小指伸肌之间的缝隙	尺神经分支	指总伸肌与尺侧腕伸肌之间的缝隙	骨间背侧动脉和神经	肱三头肌外侧头与长头之间的缝隙	桡神经

第三节　足三阴经经络结构

一、足太阴脾经

（一）循行路线

《灵枢·经脉》原文：脾足太阴之脉，起于大指之端，循指内侧白肉际，过核骨后，上内踝前廉，上腨内，循胫骨后，交出厥阴之前，上膝股内前廉，入腹，属脾，络胃，上膈，夹咽，连舌本，散舌下。

其支者：复从胃，别上膈，注心中（脾之大络，名曰大包，出渊腋下三寸，布胸胁）。

释义：足太阴脾经，起于大脚趾末端（隐白），沿大脚趾内侧赤白肉际（大都），经核骨（第一跖趾关节后，太白、公孙），上行内踝前面（商丘），沿小腿内侧胫骨后（三阴交、漏谷），交出足厥阴肝经之前（地机、阴陵泉），上膝股内侧前面（血海、箕门），进入腹部（冲门、府舍、腹结、大横；中极、关元），属于脾，络于胃（腹哀；会下脘、日月、期门），通过膈肌上行，夹食管旁（食窦、天溪、胸乡、周荣；络大包；会中府），连系舌根，散布于舌下。

它的支脉：从胃部分出，上过膈肌，流注心中，接手少阴心经。

（二）经脉循行结构定位

体表循行缝隙：足太阴脾经，（足部）起于大脚趾内侧指甲角，过第一跖趾关节处，沿第一跖骨与足底内侧肌群的缝隙处，至内踝前下与足舟骨的缝隙；（小腿部）向上行于胫骨后缘与趾长屈肌之间的缝隙，至膝关节髌韧带与外侧副韧带之间；（大腿部）上行于股直肌与股内侧肌之间的缝隙，行至腹股沟处进入体腔循行。（图1-7）

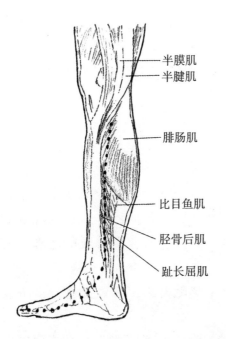
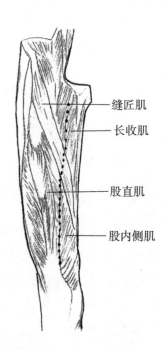

半膜肌
半腱肌
腓肠肌
比目鱼肌
胫骨后肌
趾长屈肌

缝匠肌
长收肌
股直肌
股内侧肌

经络诊察与推拿临床思维训练

图1-7　足太阴脾经下肢部经脉循行

二、足少阴肾经

（一）循行路线

《灵枢·经脉》原文：肾足少阴之脉，起于小指之下，邪走足心，出于然谷之下，循内踝之后，别入跟中，以上腨内，出腘内廉，上股内后廉，贯脊属肾，络膀胱。

其直者：从肾上贯肝、膈，入肺中，循喉咙，夹舌本。

其支者：从肺出，络心，注胸中。

释义：足少阴肾经，起于小脚趾下，斜走足心（涌泉），行于舟骨粗隆下（然谷、照海、水泉），经内踝之后（太溪），向下进入脚跟中（大钟），上向小腿内（复溜、交信；会三阴交），经腘窝内侧（筑宾、阴谷），沿大腿内后侧上行，通过脊柱（会长强）属于肾、络于膀胱（肓俞、中注、四满、气穴、大赫、横骨；会关元、中极）。

它直行的支脉：从肾向上（商曲、石关、阴都、通谷、幽门），通过肝、膈，进入肺脏（步廊、神封、灵墟、神藏、彧中、俞府），沿喉咙，夹舌根旁（通廉泉）。

它的支脉：从肺分出，络于心，流注于胸中，接手厥阴心包经。

（二）经脉循行结构定位

体表循行缝隙：足少阴肾经，（足部）起于小脚趾下方，斜着行至足心凹陷处，向斜上方沿足舟骨下方向上行于内踝与跟腱之间；（小腿部）沿着趾长屈肌与腓肠肌内侧肌腹前缘之间的缝隙，行于腘窝半膜肌半腱肌、肌腱之间；（大腿部）行于半膜肌与半腱肌之间的缝隙，上行沿尾骨前缘进入体内循行。（图1-8）

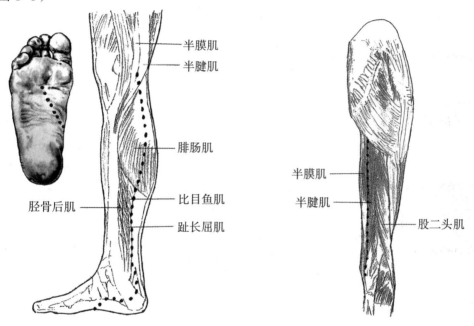

图1-8　足少阴肾经下肢部经脉循行

三、足厥阴肝经

（一）循行路线

《灵枢·经脉》原文：肝足厥阴之脉，起于大指丛毛之际，上循足跗上廉，去内踝一寸，上踝八寸，交出太阴之后，上腘内廉，循股阴，入毛中，环阴器，抵小腹，夹胃，属肝，络胆，上贯膈，布胁肋，循喉咙之后，上入颃颡，连目系，上出额，与督脉会于颠。其支者，从目系下颊里，环唇内。

其支者：复从肝别贯膈，上注肺。

释义：起于大脚趾背毫毛部（大敦），向上沿足背内侧（行间、太冲），离内踝 1 寸（中封），上行于小腿内侧（会三阴交；经蠡沟、中都、膝关），离内踝上 8 寸处交出足太阴脾经之后，上膝腘内侧（曲泉），沿大腿内侧（阴包、足五里、阴廉），入阴毛中，环绕阴器，上行抵小腹（急脉；会冲门、府舍、曲骨、中极、关元），夹胃，属于肝，络于胆（章门、期门）；再上行通过膈肌，分布于胁肋部，沿气管之后，向上进入颃颡（喉头部），连目系（眼球后的脉络联系），上行出于额部，与督脉在颠顶部相会。

它的支脉：从目系下循面颊，环绕唇内。

它的支脉：从肝部分出，穿过膈肌，向上流注于肺（接手太阴肺经）。

（二）经脉循行结构定位

体表循行缝隙：足厥阴肝经，（足部）起于大脚趾短毛处，向上行于第一、二跖骨之间，上行于内侧楔骨与中间楔骨之间的缝隙，至踝部足舟骨结节与胫骨前肌肌腱之间；（小腿部）踝上 3 寸以上行于趾长屈肌与比目鱼肌之间的缝隙，至膝关节内侧半膜肌腱前缘；（大腿部）行于股内侧肌与内收肌群之间的缝隙行至阴毛处，环绕外生殖器。从腹股沟缝隙处进入体内循行。（图 1-9）

注：王居易老师通过临床实践得出：肝经小腿部循行路线与古籍所述定位有所不同，在小腿段从踝上 3 寸开始平移到脾经之后的第二个缝隙。

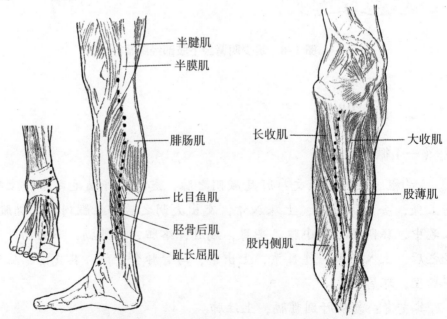

图 1-9 足厥阴肝经下肢部经脉循行

经络诊察与推拿临床思维训练

足三阴经经络缝隙及内部重要组织结构，见表1-3。

表1-3 足三阴经经络缝隙及内部重要组织结构

经脉	足部		小腿部		大腿部	
	缝隙	重要内容	缝隙	重要内容	缝隙	重要内容
足太阴脾经	大脚趾内侧第一跖骨与足底内侧肌群间缝隙	足底内侧神经	附着于胫骨后缘的胫骨后肌与趾长屈肌之间的缝隙	胫后动脉、大隐静脉	股直肌与股内侧肌之间的缝隙	股动静脉、股神经前皮支
足少阴肾经	足底内侧肌群与外侧肌群之间及足跗骨与胫骨后肌的缝隙	足底内侧神经	跟腱前踇长屈肌与趾长屈肌间及腓肠肌内侧肌腹前缘与比目鱼肌之间的缝隙	胫神经、胫后动静脉	半膜肌与半腱肌之间的缝隙	坐骨神经
足厥阴肝经	第一、二跖骨之间踇长伸肌与趾长伸肌之间的缝隙	足背动脉、腓深神经	踝上3寸以上行于趾长屈肌与比目鱼肌之间的缝隙	胫后动脉和神经	股内侧肌与内收肌群之间的缝隙	大隐静脉

第四节 足三阳经经络结构

一、足阳明胃经

（一）循行路线

《灵枢·经脉》原文：胃足阳明之脉，起于鼻，交頞中，旁约太阳之脉，下循鼻外，入上齿中，还出夹口，环唇，下交承浆，却循颐后下廉，出大迎，循颊车，上耳前，过客主人，循发际，至额颅。

其支者：从大迎前，下人迎，循喉咙，入缺盆，下膈，属胃，络脾。

其直者：从缺盆下乳内廉，下夹脐，入气街中。

其支者：起于胃口，下循腹里，下至气街中而合。以下髀关，抵伏兔，下膝髌中，下循胫外廉，下足跗，入中指内间。

其支者：下膝三寸而别，下入中指外间。

其支者：别跗上，入大指间，出其端。

释义：起于鼻旁（会迎香），交会鼻根中，旁汇足太阳经（会睛明），沿鼻外侧（承泣、四白）向下，进入上齿槽中（巨髎），返回夹口旁（地仓）环绕口唇（会人中），向下交会于颏唇沟（会承浆）；再向后沿下颌出面动脉部（大迎），沿下颌角（颊车），上耳前（下关），经颧弓上过足少阳经（会上关、悬厘、颌厌），沿发际（头维），至额颅中部（会神庭）。

它的支脉：从大迎前向下，经颈动脉部（人迎），沿喉咙（水突、气舍，一说会大椎），入缺盆（锁骨上窝部），通过膈肌，属于胃（会上脘、中脘），络于脾。

外行的主干：从锁骨上窝（缺盆）向下，经乳中（气户、库房、屋翳、膺窗、乳中、乳根），向下夹脐两旁（不容、承满、梁门、关门、太乙、滑肉门、天枢、外陵、大巨、水道、归来），进入气街（腹股沟动脉部气冲穴）。

它的支脉：从胃口分出，沿腹内下行，至腹股沟动脉部与直行经脉汇合。——由此下行经髋关节前（髀关），到股四头肌隆起处（伏兔、阴市、梁丘），下行膝髌中（犊鼻），沿胫骨外侧前缘（足三里、上巨虚、条口、下巨虚），下行足背（解溪、冲阳），进入中趾内侧趾缝（陷谷、内庭），出次趾外侧末端（厉兑）。

它的支脉：从膝下 3 寸处（足三里）分出（丰隆），向下进入中趾外侧趾缝，出中趾末端。

另一支脉：从足背部（冲阳）分出，进大脚趾趾缝，出大脚趾内侧末端，接足太阴脾经。

（二）经脉循行结构定位

体表循行缝隙：足阳明胃经，（大腿部）行于股直肌与股外侧肌之间的间隙，至髌韧带外侧与膝外侧韧带的间隙处；（小腿部）行于胫骨前肌与趾长伸肌之间至踝部；（足部）沿第二、三跖骨之间与趾长伸肌之间缝隙中，行至第二脚趾外侧指甲角。（图 1-10）

二、足太阳膀胱经

（一）循行路线

《灵枢·经脉》原文：膀胱足太阳之脉，起于目内眦，上额，交颠。

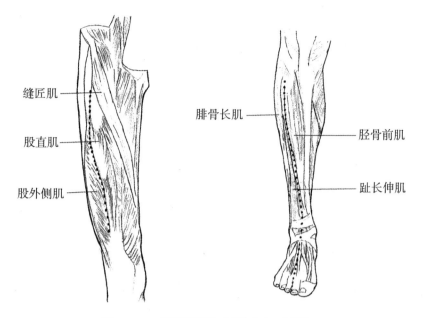

图中标注：
缝匠肌
股直肌
股外侧肌
腓骨长肌
胫骨前肌
趾长伸肌

图 1-10　足阳明胃经下肢部经脉循行

其支者：从颠至耳上角。

其直者：从颠入络脑，还出别下项，循肩髆内，夹脊抵腰中，入循膂，络肾，属膀胱。

其支者：从腰中，下夹脊，贯臀，入腘中。

其支者：从髆内左右别下贯胛，夹脊内，过髀枢，循髀外后廉下合腘中，以下贯腨内，出外踝之后，循京骨至小指外侧。

释义：足太阳膀胱经，起于内眼角（睛明），上行额部（攒竹、眉冲、曲差；会神庭、头临泣），与督脉交会于头顶（五处、承光、通天；会百会）。

它的支脉：从头顶分出至耳上角（会曲鬓、率谷、浮白、头窍阴、完骨）。

其直行主干：从头顶入颅内络脑（络却、玉枕；会脑户、风府），浅出沿枕项部（天柱）分开下行：一支沿肩胛内侧，夹脊旁（会大椎、陶道；经大杼、风门、肺俞、厥阴俞、心俞、督俞、膈俞），到达腰中（肝俞、胆俞、脾俞、胃俞、三焦俞、肾俞），进入脊旁筋肉，络于肾，属于膀胱（气海俞、大肠俞、关元俞、小肠俞、膀胱俞、中膂俞、白环俞）。一支从腰中分出，夹脊旁，通过臀部（上髎、次髎、中髎、下髎、会阳、承扶），进入腘窝中（殷门、委中）。

背部另一支脉：从左右肩胛内侧分别下行，通过脊旁肌肉（附分、魄户、膏肓俞、神堂、譩譆、膈关、魂门、阳纲、意舍、胃仓、肓门、志室、胞肓、秩边），经过髋关节部（会环跳穴），沿大腿外侧后缘下行（浮郄、委阳），会合于腘窝中（委中），由此向下通过腓肠肌（合阳、承筋、承山），出外踝后方（飞扬、跗阳、昆仑），沿第五跖骨粗隆（仆参、申脉、金门、京骨），至小趾的外侧末端（束骨、足通谷、至阴），下接足少阴肾经。

（二）经脉循行结构定位

体表循行缝隙：

背腰部经脉（第一侧线）：足太阳膀胱经，（躯干部）从竖脊肌最长肌与髂肋肌之间的间隙向下沿脊柱两侧的肌肉缝隙贯臀部；（大腿部）向下行于大腿后侧正中股二头肌与半膜肌、半腱肌之间的缝隙到达腘窝正中。

肩颈部支脉（第二侧线）：（躯干部）从肩胛骨内侧缘向下沿着髂肋肌外缘与后锯肌之间的缝隙向下至腰部，沿臀大肌与臀中肌、臀小肌之间的缝隙下行，与少阳经交会；（大腿部）沿股二头肌与髂胫束之间的缝隙下行至腘窝外侧缘，与第一侧线合于委中穴；（小腿部）委中至承山穴段行于腓肠肌两肌腹之间，飞扬至昆仑穴段，行于腓肠肌外侧肌腹前缘与比目鱼肌之间的缝隙，及跟腱与腓骨长短肌肌腱之间；（足部）沿跟骨下缘，行于第五跖骨粗隆下与足外侧肌之间至第五脚趾外侧指甲角。（图 1-11）

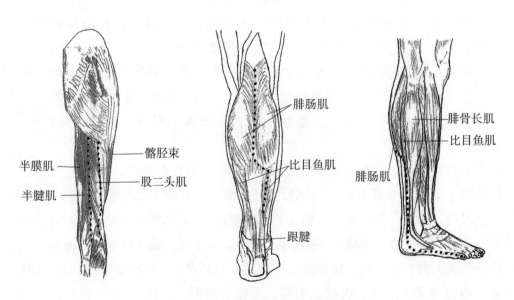

图 1-11　足太阳膀胱经下肢部经脉循行

三、足少阳胆经

（一）循行路线

《灵枢·经脉》原文：胆足少阳之脉，起于目锐眦，上抵头角，下耳后，循颈，行手少阳之前，至肩上，却交出手少阳之后，入缺盆。

其支者：从耳后入耳中，出走耳前，至目锐眦后。

其支者：别锐眦，下大迎，合于手少阳，抵于䫶，下加颊车，下颈，合缺盆，以下胸中，贯膈，络肝，属胆，循胁里，出气街，绕毛际，横入髀厌中。

其直者：从缺盆下腋，循胸，过季胁，下合髀厌中。以下循髀阳，出膝外廉，下外辅骨之前，直下抵绝骨之端，下出外踝之前，循足跗上，入小指次指之间。

其支者：别跗上，入大指之间，循大指歧骨内，出其端，还贯爪甲，出三毛。

释义：足少阳胆经，起于目外眦（瞳子髎），上行到额角（颔厌、悬颅、悬厘、曲鬓；会头维、和髎、角孙），下至耳后（率谷、天冲、浮白、头窍阴、完骨、本神、阳白、头临泣、目窗、正营、承灵、脑空、风池），沿颈项，行经手少阳三焦经（经天容），至肩上退后，交出手少阳三焦经之后（会大椎，经肩井，会秉风），进入缺盆（锁骨上窝）。

它的支脉：从耳后进入耳中（会翳风），走耳前（听会、上关；会听宫、下关），至目外眦后。

另一支脉：从目外眦分出，下向大迎，会合手少阳三焦经至目眶下；行经颊车（下颌角），下行颈部，与前脉会合于缺盆（锁骨上窝）。由此向下入胸中，通过膈肌，络于肝，属于胆；沿胁里，出于气街（腹股沟动脉处）绕阴部毛际，横向进入髋关节部。

它的主干（直行脉）：从缺盆（锁骨上窝）下向腋下（渊液、辄筋；会天池），沿侧胸，过季胁（日月、京门；会章门），向下与前脉会合于髋关节部（带脉、五枢、维道、居髎……环跳）。由此向下，沿大腿外侧（风市、中渎），出膝外侧（膝阳关），下向腓骨头前（阳陵泉），直下到腓骨下段（阳交、外丘、光明、阳辅、悬钟），下出外踝之前（丘墟），沿足背进入第四脚趾外侧（足临泣、地五会、侠溪、足窍阴）。

它的支脉：从足背分出，进入大脚趾趾缝间，沿第一、二跖骨间，出趾端，回转来通过爪甲，出于趾背毫毛部，接足厥阴肝经。

（二）经脉循行结构定位

体表循行缝隙：足少阳胆经，（大腿部）行于股外侧肌与髂胫束之间的缝隙，至膝关节外侧；（小腿部）行于腓骨长短肌与趾长伸肌之间的缝隙，到达踝关节前下凹陷处；（足部）第四、五跖骨之间及趾长伸肌与小趾伸肌之间的缝隙，至四趾外侧指甲角。（图 1-12）

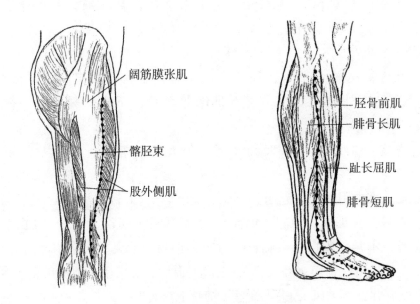

阔筋膜张肌
髂胫束
股外侧肌

胫骨前肌
腓骨长肌
趾长屈肌
腓骨短肌

图 1-12　足少阳胆经下肢部经脉循行

足三阳经经络缝隙及内部重要组织结构，见表 1-4。

表 1-4　足三阳经经络缝隙及内部重要组织结构

经脉	足部		小腿部		大腿部	
	缝隙	重要内容	缝隙	重要内容	缝隙	重要内容
足阳明胃经	第二、三跖骨之间与趾长伸肌之间的缝隙	腓浅神经分支、足背动脉	胫骨前肌与趾长伸肌之间的缝隙	腓深神经、胫前动脉	股直肌与股外侧肌之间的缝隙	股神经分支

经脉	足部		小腿部		大腿部	
	缝隙	重要内容	缝隙	重要内容	缝隙	重要内容
足太阳膀胱经	小脚趾外侧缘第五跖骨与足底外侧肌群间缝隙	足背外侧皮神经	跟腱与腓骨长短肌肌腱之间、腓肠肌外侧肌腹前缘与比目鱼肌之间的缝隙、腓肠肌两肌腹之间	腓肠内侧皮神经和小隐静脉	第一侧线：半膜肌、半腱肌与股二头肌之间的缝隙；第二侧线：股二头肌与髂胫束之间的缝隙	坐骨神经、骨后皮神经
足少阳胆经	第四、五跖骨之间及趾长伸肌与小趾伸肌之间的缝隙	足背中间皮神经分支	腓骨长短肌与趾长伸肌之间的缝隙	腓浅神经	股外侧肌与髂胫束之间的缝隙	股外侧皮神经

第二章　十二经生理功能

导学：本章主要讲经络的生理作用以及脏腑、器官、组织之间的经络联系。

一、经络气化的概念及意义

经络中运行着丰富的气血、津液等物质，这些物质不仅对生命状态提供营养（阴精）、能量（阳气）的输送，也对脏腑器官的各种物质代谢进行调节。这种经脉内部对气血的调控，以及经脉和经脉之间相互依存、相互制约而形成的对人体气血整体调节的生理作用，称之为"经络气化"。经络气化的过程主要是在气血渗灌脏腑、器官、四肢百骸过程中，通过膜原、三焦的气化综合完成物质转化，在此过程中伴随着消耗大量的能量，同时产生废物，其中主要是"阴阳""气血"之间的能量转化，分为"同化"和"异化"两种类型。

（一）同化

同化是指外界向人体提供的供生命代谢所消耗的物质和能量，人体处于生长发育阶段时，以同化形式为主。

（二）异化

异化是人体代谢、衰败以及不能吸收的物质向体外输送、排泄的过程，主要途径包括二便、皮肤、肺等渠道。

这些生理代谢过程时刻都在经络系统的调控下进行，当人体同化、异化不及或二者之间失去平衡时，即产生疾病。经大量的临床实践观察，我们认识到"经络气化"在人体生理病理以及疾病发生、发展、转归过程中扮演着重要的角色。

二、经络气化功能的内涵

每条经络都能够反映与其相联系的脏腑、器官、组织结构的生理状态，故经络气化功能比脏腑生理功能涵盖范围更广，主要包含以下内容。

（一）经络所联系的脏腑及功能

经脉所联系的脏腑，为经络气化提供精微物质基础，决定着经脉的生理功能以及病理特征。

（二）经络循行联系的器官、肌肉、筋骨组织功能

经络在循行路线上会联系相应的器官、肌肉、筋骨等，将人体内外、上下、官窍相互协调，以完成特定的生理活动。

（三）经脉的阴阳属性以及层次

经脉的阴阳属性表示阴阳气的多少，一阴一阳衍化为三阴三阳以区分阴阳气的多少及表里层次。《素问·阴阳离合论》中阐述太阴为阴气最盛，居三阴之表，生理功能特点为"开"；少阴次之，居三阴之半表半里，生理功能特点为"枢"，厥阴为阴气最少，居三阴之里，生理功能特点为"阖"；阳明为阳气最盛，居三阳之里，生理功能特点为"阖"，太阳次之，居三阳之表，生理功能特点为"开"，少阳阳气最少，居三阳之半表半里，生理功能特点为"枢"。十二经脉三阴三阳的划分与生理功能相互联系，"开""阖""枢"正是对十二经生理功能的高度概括。

（四）经脉缝隙空间的气血运行状态

十二经的气化状态可在经络运行路线上特定的经脉缝隙空间内显现出来，医生通过审、切、循、扪、按可以感知，为《素问》《灵枢》中经络气化理论立论的重要依据。

总之，气化理论是有关经络生理病理的概括和总结，正因为有经络系统网络周身，运行气血，才形成人体脏腑、器官、四肢、百骸生理病理相互影响的整体联系。经络气化理论是经络辨证的基础，也是推拿临床思维的重要依据。本章内容正是以经络医学理论中的气化理论为根据，阐述十二经的气化功能，并结合推拿临床实际编写，供推拿临床医生参考。

第一节　太阴经气化功能

太阴经主湿，通过与脾、肺相连，一下一上主宰人体水湿运行和水液代谢。湿气太过则肿满伤脾，不足则液枯伤肺。太阴经承接和化解湿气的变化和伤害，这种气化功能不仅需要脾气的运化，还需要肺气的调节，同时相表里的阳明经对湿气的吸纳起协助作用。因此诸湿肿满、气机不畅，临床上可见喘咳胸满、足跗肿胀、小便频数不畅，以及某些皮肤疾病，如湿疹、荨麻疹等，临床皆可用太阴经来治疗。

一、手太阴肺经

手太阴经内属于肺，外行于中府穴至少商穴的肌肉缝隙之间。手太阴经的气化功能正常才能发挥肺的正常功能，反过来，如果肺的功能不正常，手太阴经的气化过程也会受到影响而发生异常。

《素问·六节藏象论》中有"肺者，气之本"，《素问·宣明五气》有"肺藏魄"，《素问·灵兰秘典论》中有"肺者，相傅之官，治节出焉"的记载。肺主一身之气，与心相辅相成，有对人体代谢节律进行控制的重要作用。本经异常时可见咳嗽气喘、皮肤病、小便不利等症候（图2-1）。

（一）所联系的脏腑及功能

1. 所联系的脏腑：主要有肺、胃、大肠。

肺与胃相邻，中有横膈，两者在肺的一呼一吸之间互相产生气机影响。

肺主气，可主呼吸之气，即呼出浊气，吸入清气，肺气需要清肃下降，这样才能气机调畅，促进大肠的气化功能正常，从而使大肠发挥正常功能，利于糟粕的排出。

2. 功能

（1）肺主气：是肺主呼吸之气和肺主一身之气的总称。

①肺主呼吸之气：是指肺通过呼吸运动，吸入自然界的清气，呼出体内的浊气，实现体内外气体交换的功能。肺通过不断地呼浊吸清，吐故纳新，促进气的生成，调节着气的升降出入运动，从而保证了人体新陈代谢的正常

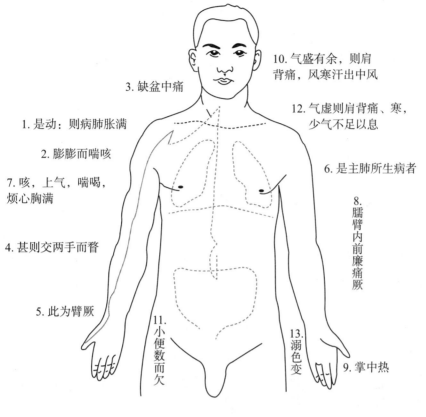

3. 缺盆中痛

10. 气盛有余，则肩背痛，风寒汗出中风

1. 是动：则病肺胀满

12. 气虚则肩背痛、寒，少气不足以息

2. 膨膨而喘咳

6. 是主肺所生病者

7. 咳，上气，喘喝，烦心胸满

8. 臑臂内前廉痛厥

4. 甚则交两手而瞀

5. 此为臂厥

11. 小便数而欠

13. 溺色变

9. 掌中热

图 2-1 手太阴肺经症候图

进行。

②肺主一身之气：肺主一身之气是指肺主持、调节全身各脏腑之气，即肺通过呼吸而参与宗气的生成和全身气机的调节，具体体现在以下两个方面。

气的生成：肺参与一身之气的生成，特别是宗气的生成。人体通过呼吸运动，把自然界的清气吸入于肺，而通过胃肠的消化吸收功能，把饮食物变成水谷精气，由脾气升清，上输于肺。自然界的清气和水谷精气在肺内结合，积聚于胸中的上气海（上气海，指膻中，位于胸中两乳之间，为宗气汇聚发源之处），便称之为宗气。宗气上出喉咙，以促进肺的呼吸运动；贯通心脉，以行血气而布散全身，温养各脏腑组织并维持它们的正常功能活动，由此可见肺在生命活动中占有重要地位，起着主一身之气的作用。

对全身气机的调节：肺有节律地一呼一吸，对全身之气的升降出入运动起着重要的调节作用。故《太平圣惠方》曰："夫肺为四脏之上盖，通行诸脏之精气，气为阳，流行脏腑，宣发腠理，而气者皆肺之所主也。"

肺主一身之气的功能正常，则各脏腑之气旺盛。肺主一身之气的功能失常，会影响宗气的生成和全身之气的升降出入运动，表现为少气不足以息、声低气怯、肢倦乏力等气虚之候。

（2）肺朝百脉：肺主一身之气，贯通百脉，调节全身气机，故能协助心脏主持血液循行。肺助心行血的作用，反映了气和血的密切关系。若肺气虚衰，不能助心行血，就会影响心主血脉的生理功能，出现血行障碍，如胸闷心悸、唇舌青紫等症状。

（3）肺主行水：是指肺的宣发和肃降对体内水液输布、运行和排泄的疏通和调节作用。人体内的水液代谢，与肺、脾、肾，以及小肠、大肠、膀胱等脏腑相关。肺主行水的生理功能，是通过肺气的宣发和肃降来实现的。

肺主宣发，一是使水液迅速向上向外输布，布散到全身，外达皮毛，"若雾露之溉"以充养、润泽、护卫各个组织器官；二是身体代谢产生的含有代谢产物的水分及多余水分，经过肺的宣发，通过呼吸、皮肤汗液蒸发的形式排出体外。

肺主肃降，使体内代谢后的水液不断地下行到肾，经肾和膀胱的气化作用，生成尿液而排出体外。如果肺气宣降失常，失去行水的职能，水道不调，则可出现水液输布和排泄障碍，如痰饮、水肿等。

（4）肺主治节：是指肺辅助心脏治理调节全身气、血、津液及脏腑生理功能的作用。心为君主之官，为五脏六腑之大主；肺为相傅之官而主治节。人体各脏腑组织的正常节律活动，有赖于肺辅助心进行的治理调节功能。所以调理手太阴肺经对很多脏腑的节律都有或多或少的影响。当然，引起节律异常的原因有很多，我们要根据临床的症候结构和经络的变动状况来考虑是否选择调理手太阴经。

（5）肺主宣肃：宣发与肃降为肺的气机升降出入运动的具体表现形式。

①肺主宣发：是指肺气向上升宣和向外布散的功能。其生理作用，主要体现在三个方面：其一，吸清呼浊。其二，输布津液精微。肺将脾所转输的津液和水谷精微，布散到全身，外达于皮毛，以温润、濡养五脏六腑、四肢百骸、肌腠皮毛。其三，宣发卫气。肺借宣发卫气，调节腠理之开阖，并将代谢后的津液化为汗液，由汗孔排出体外。因此，肺气失于宣散，则可出现呼吸不利、胸闷、咳嗽，以及鼻塞、喷嚏及无汗等症状。

②肺主肃降：是指肺气清肃、下降的功能，其气机运动形式为降与入。其生理作用，主要体现在四个方面：其一，吸入清气。其二，输布津液精微。肺将水谷精微布散于全身，以供脏腑组织生理功能之需要。其三，通调水道。肺为水之上源，肺气肃降则能通调水道，使水液代谢产物下输膀胱。其四，

清肃以保持呼吸道的洁净。因此，肺气失于肃降，则可见呼吸短促、气喘、咳痰等肺气上逆之候。

（6）主皮毛：手太阴肺经与皮肤毫毛有重要关系，皮肤的结构很复杂，其中很重要的是汗腺，它也是人体呼吸的重要器官之一，这已为现代医学研究所证实。当肺本身的呼吸功能有障碍的时候，皮肤会进行微量的呼吸代偿。反过来，如果皮肤出现问题，会对肺的正常功能产生一定的影响。《素问·痿论》曰"肺主身之皮毛"，在临床上，很多皮肤病选用尺泽穴配阴陵泉穴治疗有明显的效果。

（二）所联系的器官和组织

1. 联系的器官：手太阴肺经联系肺系，从肺系（气管、支气管）横出腋下，行于上肢部，因此人体呼吸道的畅通与手太阴肺经气化紧密相关，与呼吸道相关的病症，如咳嗽、气喘、憋气等首先考虑从手太阴肺经入手进行治疗。

2. 联系的组织：手太阴肺经外行于中府穴至少商穴的肌肉缝隙结构内，由周围的肌肉、筋膜（经筋系统）所构成，分布于上肢屈面的桡侧，参与的肌肉组织主要有肱桡肌、肱二头肌、肱肌、旋前圆肌和桡侧腕屈肌，拇长展肌、拇短伸肌等。病理状态下，手太阴肺经的气化功能减弱、外感寒邪或外伤劳损，可导致肘外侧疼痛，前臂酸痛、无力，大指疼痛、废用等经筋病症。

二、足太阴脾经

足太阴脾经，内属于脾，外行于隐白穴至大包穴的肌肉缝隙之间。脾为后天之本，一切营养的来源、加工、代谢、分布及供应都与脾经有直接关系，是人体赖以生存的根本。《素问·灵兰秘典论》中有"脾胃者，仓廪之官，五味出焉"，《素问·宣明五气》有"脾藏意"，说明了足太阴经对人体营养的吸收、保障精神饱满以及记忆有着重要的作用。本经异常时，临床可见消瘦易倦，记忆减退，某些营养不良性贫血以及慢性出血等病候（图2-2）。

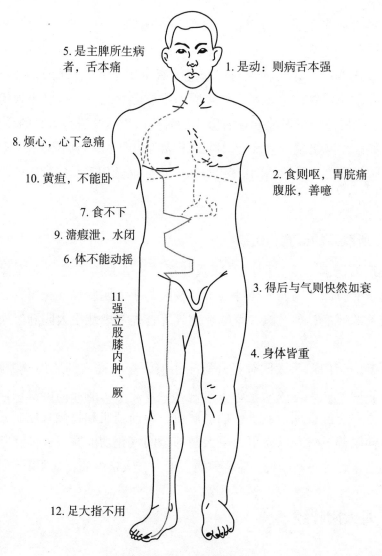

5. 是主脾所生病者，舌本痛

1. 是动：则病舌本强

8. 烦心，心下急痛

10. 黄疸，不能卧

7. 食不下

9. 溏瘕泄，水闭

6. 体不能动摇

11. 强立股膝内肿、厥

2. 食则呕，胃脘痛腹胀，善噫

3. 得后与气则快然如衰

4. 身体皆重

12. 足大指不用

图 2-2　足太阴脾经症候图

（一）所联系的脏腑及功能

1. 所联系的脏腑：主要为脾、胃、心。

脾与胃通过经脉相互络属而构成表里关系，脾主升，胃主降，脾胃气机升降带动了全身的气机运行，也使得脾的运化水谷的功能得以顺利实现。心主血而行血，脾化生血液而又摄血，心脾两脏在血液的生成和运行方面有相互协同的密切关系。

2. 功能

（1）主运化、行津液：脾主运化，是指脾具有将水谷化为精微，并将精微物质转输至全身各脏腑组织的功能。饮食物的消化和营养物质的吸收、转输，是在脾胃、肝胆、大小肠等多个脏腑共同参与下的一个复杂的生理活动，其中脾起主导作用，脾输送营养物质到全身各处，主要是通过血和津液来完成的。脾在将水谷营养运输到全身的同时也将津液布散到周身。如果脾功能失常，则会导致体液运行不畅、停留过久，变成对人体有害的病理产物——痰与饮（稀薄为饮，稠厚为痰）。痰饮在全身的五脏六腑以及其他各种组织都有可能存在，包括肌肉、筋骨组织等。

（2）主生血统血：①脾为后天之本，气血生化之源。脾运化的水谷精微是生成血液的主要物质基础。若脾失健运，生血物质缺乏，则血液亏虚，出现头晕眼花，面、唇、舌、爪甲淡白等血虚症候。②脾气能够约束和控制血液的流动，使之正常运行而不溢出血脉之外。脾统血的作用是通过气摄血作用来实现的。

（3）主升清：是指脾具有将水谷精微等营养物质吸收并上输于心、肺、头目，再通过心肺的作用化生气血，以营养全身，并维持人体内脏位置相对恒定的作用。这种运化功能的特点是以上升为主，故曰"脾气主升"。如脾气不能升清，则水谷不能运化，气血生化无源，可出现神疲乏力、眩晕、泄泻等症状。脾气下陷（又称中气下陷），则可见久泄、脱肛甚至内脏下垂等。

（4）主肌肉和四肢：《素问·痿论》曰"脾主身之肌肉"，《素问·太阴阳明论》曰"脾病而四肢不用"，是指通过脾气的布散、升清和散精作用将其运化的水谷精微输送至人体全身和四肢的肌肉，以维持人体正常的运动功能。人体肌肉的活动能力，尤其是四肢肌肉的发达健壮与脾的功能密切相关。

（5）脾藏意：指的是人宁静安详的心理状态，这一点在治疗心理精神方面的疾病时会有一定的启发。反之，脾的功能状态与人的意念有密切相关性，就是能够把心意收起来，只有专注思考才可以形成记忆，所以脾的功能旺盛有助于使人保持一定的专注力、注意力和记忆力。临床某些儿童多动症患者所表现出的注意力不集中、记忆力差等学习障碍可以从足太阴脾经入手进行治疗。

（二）所联系的器官和组织

1. 联系的器官：足太阴脾经循行从脾、胃上膈，夹着食道两旁向上连系舌根，散布于舌下。同时脾开窍于口，人体口腔、舌、咽部位的功能与足太阴经气化功能联系密切，临床与此相关的病症均可从足太阴脾经入手诊治。

2. 联系的组织：足太阴脾经外行于隐白穴至大包穴的肌肉缝隙结构中，

由周围的肌肉、筋膜（经筋系统）所构成，参与的肌肉主要有踇展肌、踇短屈肌、胫骨前肌、小腿三头肌、缝匠肌、短收肌、长收肌、腹直肌、腹外斜肌、腹内斜肌、腹横肌、膈肌，内部深处为腰大肌、髂肌、腰方肌等。在病理状态下，足太阴脾经的气化功能减弱、外感寒邪或外伤劳损，可导致大腿和小腿内侧肿、厥冷，足大指、内踝、小腿后内侧转筋疼痛，腹股沟痛、两胁痛等经筋病症。

第二节　阳明经气化功能

阳明经主燥，分属胃、大肠，共同主宰水谷的腐化与传导，太过则消谷善饥，不足则谷道壅滞不畅。阳明经承接和化解燥气的变化和伤害，与太阴主湿的功能配合可以调节人体燥湿平衡。阳明经为三阳之里，专主在里之阳，有腐化水谷、传导糟粕、维养胃气、温煦肌肤的功能。临床见肠燥津亏、便秘、胃脘胀痛等腐熟传导异常之症，均可选阳明经治疗。

一、手阳明大肠经

手阳明经内属大肠（包括食道），外行于商阳穴至迎香穴的肌肉缝隙之间，通过手阳明经别加强了与大肠的联系。大肠居腹中，其上口在阑门处接小肠，其下端紧接肛门，称"广肠"（包括乙状结肠和直肠）。主传化糟粕和吸收津液。《素问·灵兰秘典论》中有"大肠者，传导之官，变化出焉"的论述，说明了手阳明大肠经有将饮食物传递、腐熟、吸收和排出糟粕的功能。本经异常时可见吞咽障碍、呃逆反胃、腹泻、便秘等相关病候（图2-3）。

（一）所联系的脏腑及功能

1. 所联系的脏腑：主要是大肠、肺。

大肠传导糟粕的功能是有节律的，主要与胃之通降、脾之运化、肺之肃降以及肾之封藏有关。尤其与肺的肃降功能密切相关，临床上遇到肺气不降的症状，调理大肠经，肺气就可以肃降正常；同样大肠经有病时，也可以取肺经穴位，能够改善大肠经气化功能。

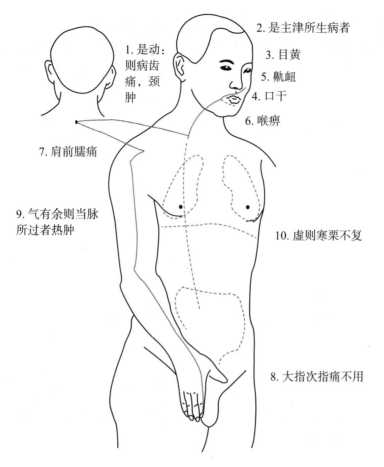

图 2-3　手阳明大肠经症候图

1. 是动：则病齿痛，颈肿
2. 是主津所生病者
3. 目黄
5. 鼽衄
4. 口干
6. 喉痹
7. 肩前臑痛
9. 气有余则当脉所过者热肿
10. 虚则寒栗不复
8. 大指次指痛不用

2. 功能

（1）**传导糟粕**：大肠接受由小肠下移的饮食残渣，使之形成粪便经肛门排出体外，其属于整个消化过程的最后阶段，故有"传导之腑""传导之官"之称。

（2）**吸收津液**：大肠在接受由小肠下注的饮食物残渣和剩余水分后，将其中的部分水液重新再吸收，使残渣糟粕形成粪便而排出体外。这种重新吸收水分，参与调节体内水液代谢的功能，被称为"大肠主津"。大肠的病变多与津液的变化有关。如大肠虚寒，无力吸收水分，则水谷杂下，出现肠鸣、腹痛、泄泻等。大肠实热，消烁水分，肠液干枯，肠道失润，又会出现大便秘结不通之症。

（二）所联系的器官和组织

1. 联系的器官：手阳明大肠经循行联系下齿和下齿龈，至鼻旁迎香穴，与鼻相联系，故下齿痛、齿龈肿及鼻病，可从大肠经论治。

2. 联系的组织：手阳明大肠经外行于商阳穴至迎香穴的肌肉缝隙结构中，由周围的肌肉、筋膜（经筋系统）所构成，参与的肌肉组织主要有指总伸肌桡侧，桡侧腕长伸肌、桡侧腕短伸肌，拇长展肌、拇短伸肌、肱三头肌桡侧、三角肌前束以及部分肩颈部和面部肌肉等。在病理状态下，手阳明大肠经的气化功能减弱、外感寒邪或外伤劳损，可导致肩前、上臂部疼痛，食指疼痛，经筋相关部位牵扯不适，酸痛或痉挛，肩关节不能高举，颈部不能左右转动等经筋病症。

二、足阳明胃经

足阳明经，内属于胃，外行于承泣穴至厉兑穴的肌肉缝隙之间，通过足阳明经别加强了对脾胃的调节作用。《素问·灵兰秘典论》中有"脾胃者，仓廪之官，五味出焉"，《素问·六节藏象论》中"脾、胃、大肠、小肠、三焦、膀胱者，仓廪之本"，这说明足阳明胃经与脾及大肠、小肠、三焦及膀胱共同承接着消化食物、分类分解、储存营养精微、排出代谢废物的功能，这一脏腑组合，是人生存的基础。本经异常时，临床上可见胃脘胀痛、呕吐、消瘦、贫血、精神异常等病候（图2-4）。

（一）所联系的脏腑及功能

1. 所联系的脏腑：主要是胃、脾。

脾与胃相表里，为后天之本，"脾与胃以膜相连耳"（《素问·太阴阳明论》）。胃主受纳和腐熟水谷，必须和脾的运化功能相配合，才能使水谷化为精微，以化生气血津液，供养全身，故脾胃合称为后天之本，气血生化之源。若阳明腐化水谷功能异常可导致人体营养障碍而出现肌肉萎缩，治疗可取阳明经，此即所谓"治痿独取阳明"的理论依据。

2. 功能

（1）主受纳、腐熟水谷：阳明为三阳之里，胃腑对摄入的食物进行温热和初步分解。饮食入口，经过食道，容纳并暂存于胃腑的过程称之为"受纳"，故称胃为"太仓""水谷之海"。胃主受纳功能是胃主腐熟功能的基础，也是整个消化功能的基础。饮食物经过胃初步消化，其中的精微物质由脾运化而营养周身，未被消化的食糜则下行于小肠。阳明经是消化食物和吸收营养的重要场所。

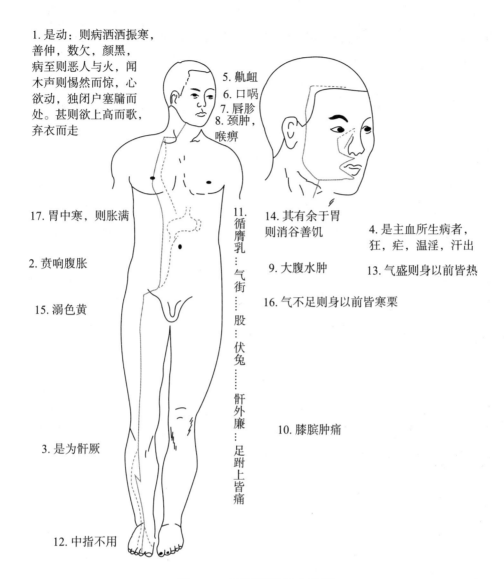

1. 是动：则病洒洒振寒，
善伸，数欠，颜黑，
病至则恶人与火，闻
木声则惕然而惊，心
欲动，独闭户塞牖而
处。甚则欲上高而歌，
弃衣而走

5. 鼽衄
6. 口喎
7. 唇胗
8. 颈肿，喉痹

11. 循膺乳……气街……股……伏兔……骭外廉……足跗上皆痛

14. 其有余于胃则消谷善饥

4. 是主血所生病者，
狂，疟，温淫，汗出

17. 胃中寒，则胀满

2. 贲响腹胀

9. 大腹水肿

13. 气盛则身以前皆热

15. 溺色黄

16. 气不足则身以前皆寒栗

10. 膝膑肿痛

3. 是为骭厥

12. 中指不用

图 2-4　足阳明胃经症候图

（2）主通降：通降是指降浊，胃主通降是其行使受纳、腐熟水谷功能的前提条件。通降失常不仅可以出现纳呆脘闷、胃脘胀满或疼痛、大便秘结等胃失和降之症，还可以出现恶心、呕吐、呃逆、嗳气等胃气上逆之候。脾胃居中，为人体气机升降的枢纽。所以，胃气不降不仅直接导致中焦不和，影响六腑的通降，甚至影响全身的气机升降，从而出现各种病理变化。

（二）所联系的器官和组织

1. 联系的器官： 胃经起于鼻旁，夹鼻上行至鼻根部，旁行入目内眦，与足太阳经相交，之后沿鼻柱外侧，进入上齿龈内，而分支从大迎穴分出之后，下行到喉咙。因此可以治疗与鼻、口唇、目、上齿、喉咙相关疾病，与乳房相关疾病也可以通过经络所至的原理选择胃经治疗。

2.联系的组织：足阳明胃经外行于承泣穴至厉兑穴的肌肉缝隙结构中，由周围的肌肉、筋膜（经筋系统）所构成，参与的肌肉组织主要有趾长伸肌、胫骨前肌、股直肌、股外侧肌、阔筋膜张肌、耻骨肌、腹直肌，以及部分胸部肌肉和面部肌肉等。在病理状态下，足阳明胃经的气化功能减弱、外感寒邪或外伤劳损，可导致足中指废用、小腿前部肌肉痉挛，下肢跳动、僵硬不舒，股前筋肉拘紧，股前部肿，疝气，腹部筋肉拘紧等经筋病症，还可能出现口歪眼斜等面部疾患。

第三节　少阴经气化功能

少阴经主热（君火），通过与肾、心相连，一下一上主宰人体的元气，行使心肾之阳的温化、鼓动之职，太过则心火过旺、火热上炎，不及则水泛伤肾，亦伤心。少阴经承接和化解暑热的变化和伤害，这种气化功能需要肾气的鼓动、心阴的滋养，还需要相表里的太阳经宣发布散阳气到体表进行化解。因此，凡热邪内闭，心经络脉郁滞，临床上可见烦躁、难眠、神呆语塞，均可选择少阴经治疗。

一、手少阴心经

手少阴经内属于心，外行于极泉穴至少冲穴的肌肉缝隙之间，并通过手少阴经别加强了本经对心的调节作用。《素问·灵兰秘典论》中有"心者，君主之官，神明出焉"，《素问·六节藏象论》中"心者，生之本"，《素问·宣明五气》有"心藏神"，说明手少阴心经对人的认识、思维能力及精神状态有着重要影响，临床上选用手少阴心经可以改善和治疗心脑病症，诸如精神异常、睡眠障碍、智力发育低下或思维迟钝等症候（图2-5）。

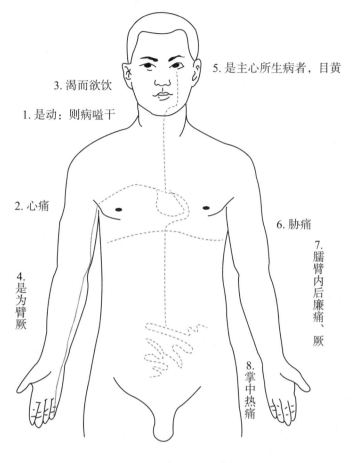

3. 渴而欲饮

5. 是主心所生病者, 目黄

1. 是动: 则病嗌干

2. 心痛

6. 胁痛

7. 臑臂内后廉痛、厥

4. 是为臂厥

8. 掌中热痛

图 2-5 手少阴心经症候图

(一) 所联系的脏腑及功能

1. 所联系的脏腑: 主要是心、肺、小肠。

心、肺同居上焦, 两者之间通过经络相连, 心主血, 肺主气, 在血液、宗气、呼吸、阴阳相互滋养方面密切相关。心与小肠相表里, 心阳可温煦小肠, 心血可濡养小肠, 而小肠通过泌别清浊, 将水谷精微经肺布散入心赤化, 完成心主血脉、营运周身的功能。

2. 功能

(1) **主血脉**: 指心有主管血脉和推动血液运行于脉中的作用, 包括主血和主脉两个方面。心要完成主血脉的生理功能, 必须具备三个条件: 其一, 心脏的正常搏动, 主要依赖于心之阳气作用, 心之阳气充沛, 才能维持正常的心力、心率和心律, 血液才能在脉内正常地运行; 其二, 血液充盈; 其三,血管脉道的滑利通畅。所以，心气充沛、血液充盈和脉道通利是血液运行的基本条件。

心主血脉的生理作用有二：一是行血以输送营养物质。心气推动血液在脉管内循环运行，血液运载着营养物质以供养全身，使五脏六腑、四肢、百骸、肌肉、皮毛，整个身体都获得充分的营养，以维持正常的功能活动。二是生血以使血液不断得到补充。胃肠消化吸收的水谷精微，通过脾主运化、升清散精的作用，上输给心肺，在肺部吐故纳新之后，贯注心脉变化而赤化成为血液。心脏功能正常，则心脏搏动如常，脉象和缓有力，节律调匀，面色红润光泽。若心脏发生病变，则会通过心脏搏动、脉搏、面色等方面反映出来。

（2）主神志：又称心藏神。其生理作用有二：其一，主思维、意识、精神。其二，主宰生命活动。中医学从整体观念出发，认为人体的一切精神意识思维活动，都是脏腑生理功能的反映。故把神分成五个方面，并分属于五脏，即"心藏神，肺藏魄，肝藏魂，脾藏意，肾藏志"（《素问·宣明五气》）。人的精神意识思维活动，虽五脏各有所属，但主要还是归属于心主神志的生理功能。故曰"心为五脏六腑之大主，而总统魂魄，兼赅意志"（《类经·疾病类》）。

（二）所联系的器官和组织

1.联系的器官：手少阴心经通过心系的分支夹咽，连目系，司咽部及眼目的功能，相关病症可从心经着手进行治疗。

2.联系的组织：手少阴心经行于极泉穴至少冲穴的肌肉缝隙结构中，由周围的肌肉、筋膜（经筋系统）所构成，参与的肌肉组织主要有小指侧肌肉（小指展肌、小指短屈肌等）、尺侧腕屈肌、肱二头肌尺侧、肱三头肌尺侧、喙肱肌以及部分胸部肌肉等。在病理状态下，手少阴心经的气化功能减弱、外感寒邪或外伤劳损，可导致胸内拘急，心下积块如承受横木（名为伏梁）、上肢部循行部位支撑不适、转筋和疼痛等经筋病症。

二、足少阴肾经

足少阴经，内属于肾，外行于涌泉穴至俞府穴的肌肉缝隙之间，通过足少阴经别加强本经对肾的调节作用。《素问·灵兰秘典论》中有"肾者，作强之官，伎巧出焉"，《素问·六节藏象论》中"肾者，主蛰，封藏之本，精之处也",《素问·宣明五气》有"肾藏志"之论，说明足少阴肾经对人的应激应变，激发能力，耐力和坚韧心理有着重要影响。本经异常时，临床上可见抗病能力下降，性功能减退，意志消沉等多种病候（图2-6）。

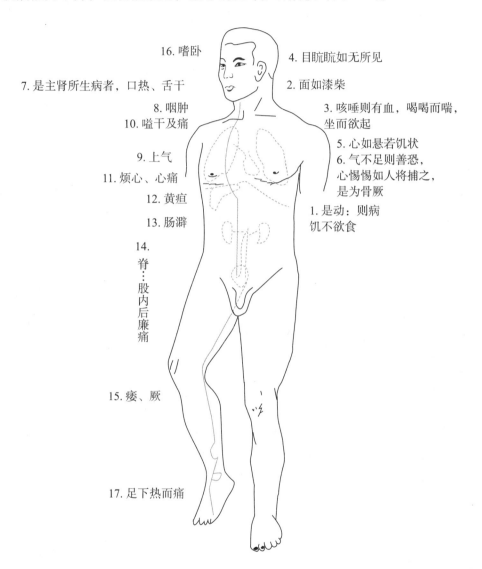

16. 嗜卧
4. 目䀮䀮如无所见
7. 是主肾所生病者，口热、舌干
2. 面如漆柴
8. 咽肿
3. 咳唾则有血，喝喝而喘，坐而欲起
10. 嗌干及痛
9. 上气
5. 心如悬若饥状
11. 烦心、心痛
6. 气不足则善恐，心惕惕如人将捕之，是为骨厥
12. 黄疸
1. 是动：则病饥不欲食
13. 肠澼
14. 脊…股内后廉痛
15. 痿、厥
17. 足下热而痛

图2-6　足少阴肾经症候图

（一）所联系的脏腑及功能

1. 所联系的脏腑：主要是肾、膀胱、肝、肺、心。

足少阴肾经所联系的脏腑数量居十二经之首，可见肾在生理功能上与很多脏腑密切相关。肾与膀胱，两者相互配合完成水液代谢的始终，肾为主水之脏，膀胱的开阖取决于肾的气化功能。肾的精气充沛，固摄有权，膀胱开合有度，则排尿功能正常。肾阴与肝阴相互滋生，肾精与肝血可精血互化，肝主疏泄、肾主封藏，两者相合，则泻藏有节。肾与肺在人体水液代谢方面关联密切，肾主水，而肺为水之上源，两者上下配合同司人体水液代谢的正常。在呼吸方面，肾主纳气为气之根，肺主呼为气之主，两者相合，则呼吸正常。肾居下焦，属水，心居膈上，属火，肾心相交，水火既济，两者亦可精血互生。另外，肾藏精，心藏神，精与神互用，精化气生神，神控驭精气。

2. 功能

（1）藏精：肾藏精是指肾具有贮存、封藏人身精气的作用。肾中精气不仅能促进机体的生长、发育和繁殖，而且还能参与血液的生成，提高机体的抗病能力。主要有以下四方面的作用。

①促进生殖繁衍：肾精是胚胎发育的原始物质，又能促进生殖机能的成熟。肾精的生成、贮藏和排泄，对繁衍后代起着决定性作用。如果肾藏精功能失常就会导致性功能异常，生殖功能下降。

②促进生长发育：生、长、壮、老、已是人类生命的自然规律。人从出生经过发育、成长、成熟、衰老以至死亡前机体生存的时间，称之为"寿命"，与肾精密切相关。人体健康意味着机体内部以及机体与外界环境的阴阳平衡，脏腑经络功能正常，气血和调，精神内守，形神合一。人的脏腑气血盛衰，直接关系着人的强弱寿夭。

③参与血液生成：肾藏精，精能生髓，精髓可以化而为血。故有血之源头在于肾之说。所以，在临床上治疗血虚常用补益精髓之法。

④抵御外邪侵袭：肾精具有抵御外邪而使人免于疾病的作用。精充则生命力强，卫外固密，适应力强，邪不易侵。反之，精亏则生命力弱，卫外不固，适应力弱，邪侵而病。故有"藏于精者，春不病温"（《素问·金匮真言论》）之说。冬不藏精，春必病温，肾精这种抵御外邪的能力属正气范畴，与"正气存内，邪不可干""邪之所凑，其气必虚"的意义相同。

（2）主水液：是指肾具有主持和调节人体水液代谢的功能。肾主水的功能是靠肾阳对水液的气化来实现的，称作肾的"气化"作用。人体的水液代谢与肺、脾、胃、小肠、大肠、膀胱、三焦等脏腑有密切关系，而肺的宣肃，脾的运化和转输，肾的气化则是调节水液代谢平衡的中心环节。肾主水的功能失调，气化失职，开阖失度，就会引起水液代谢障碍。气化失常，关门不利，阖多开少，小便的生成和排泄发生障碍可引起尿少、水肿等病理现象；若开多阖少，又可见尿多、尿频等症。

（3）肾主纳气：正常的呼吸运动是肺肾之间相互协调的结果。人体的呼

经络诊察与推拿临床思维训练

吸运动，虽为肺所主，但吸入之气，必须下归于肾，由肾气为之摄纳，呼吸才能通畅、调匀。如果肾的纳气功能减退，摄纳无权，吸入之气不能归纳于肾，就会出现呼多吸少、吸气困难、动则喘甚等肾不纳气的病理变化。

（4）主一身阴阳：肾阴和肾阳，二者之间，相互制约、相互依存、相互为用，维持着人体生理上的动态平衡。肾阴肾阳为脏腑阴阳之本，肾阴充则全身诸脏之阴亦充，肾阳旺则全身诸脏之阳亦旺盛。所以说：肾阴为全身诸阴之本，肾阳为全身诸阳之根。在病理情况下，肾阴和肾阳的动态平衡遭到破坏而又不能自行恢复时，即能形成肾阴虚和肾阳虚的病理变化。肾阴虚，则表现为五心烦热、眩晕耳鸣、腰膝酸软、男子遗精、女子梦交等症状；肾阳虚，则表现为精神疲惫、腰膝冷痛、形寒肢冷、小便不利或遗尿失禁、水肿以及男子阳痿、女子宫寒不孕等性功能减退症状。

（5）肾主骨生髓：《素问·痿论》曰"肾主身之骨髓"，是指肾之精气具有促进骨骼生长发育和正常代谢的功能。肾藏精，精生髓，髓藏于骨腔之中，髓养骨，促其生长发育，维持骨骼的强健状态。因此，肾－精－髓－骨组成了一个系统，肾精充足，髓化生有源，骨质得养，则发育旺盛，骨质致密，坚固有力。反之，如肾精亏虚，骨髓化生无源，骨骼失其滋养，小儿就会出现骨骼发育不良或生长迟缓、骨软无力、囟门迟闭等；成人则可见腰膝酸软，步履蹒跚，甚则脚痿不能行动；老年人则骨质脆弱，易于骨折等。

（6）肾藏志：多指记忆力和意志力，与脑力的强弱关系密切。脑为髓海，而髓又资生于肾，肾气亏虚临床上常见脑力减弱、头眩健忘等症候。

（二）所联系的器官和组织

1.联系的器官：肾经在体内走行由肾上肝穿膈入肺，然后循喉咙，夹舌本，一般肾阴虚往往会导致喉咙干痛、舌干等，在临床诊疗上遇到相关症状可以从肾经入手进行诊察及治疗。肾开窍于耳，现代研究发现肾脏与内耳在基因表达、组织结构、致病因素方面具有共同性，肾脏出现问题可造成听力减退。

2.联系的组织：足少阴肾经外行于涌泉穴至俞府穴的肌肉缝隙结构中，由周围的肌肉、筋膜（经筋系统）所构成，参与的肌肉组织主要有足底筋膜、趾长屈肌、胫骨后肌、小腿三头肌内侧部分、股薄肌、腰背部深层肌等。在病理状态下，足少阴肾经的气化功能减弱、外感寒邪或外伤劳损，可导致经脉所经过的部位出现疼痛等经筋病症，或者痫证、抽搐、项背反张等疾病。

第四节 太阳经气化功能

太阳经主寒，通过与膀胱、小肠相连，分别主宰人体腠理开合，调和营卫。太过则鬼门、净腑失常，不及则营血煦濡不足。太阳经承接和化解寒气的变化与伤害，有行阳散寒之功，这种功能需要心肾少阴转输的能量作为保证。通过适当的锻炼可以加强太阳经的功能，继而能够间接地改善心、肾的功能，太阳经异常临床上可出现营血不足、头痛项强、腰脊疼痛、小便异常等症候。

一、手太阳小肠经

手太阳经内属小肠，外行于少泽穴至听宫穴的肌肉缝隙之间。《素问·灵兰秘典论》中有"小肠者，受盛之官，化物出焉"，说明小肠对从胃传导过来的营养物质有承接、加工分类的功能，在此转变为人体所需的营养精微，以备脾布化之用。本经异常时，临床可见营养障碍、贫血等多种病候（图2-7）。

（一）所联系的脏腑及功能

1. 所联系的脏腑：主要是小肠、心、胃。

小肠与心相表里，两者在经络上互相联系。小肠主化物，泌别清浊，吸收水谷精微和水液，其浓厚部分经脾气转输于心，化血以养其心脉。而心主血脉，心阳之温煦，心血之濡养，均有助于小肠化物功能的实现。小肠与胃关系密切，小肠接受经胃腐熟及初步消化的饮食物后，进一步消化、泌别清浊。

2. 功能

（1）主受盛化物：小肠的受盛化物功能主要表现在两个方面：一是小肠盛受由胃腑下移而来的初步消化的饮食物，起到容器的作用，即"受盛"作用；二指经胃初步消化的饮食物，在小肠内须停留一定的时间，由小肠对其进一步消化和吸收，将水谷化为可以被机体利用的营养物质，精微由此而出，糟粕亦由此下输于大肠，即"化物"作用。在病理上，小肠受盛功能失调，传化阻滞，则气机失于通调，滞而为痛，表现为腹部疼痛等；如化物功能失

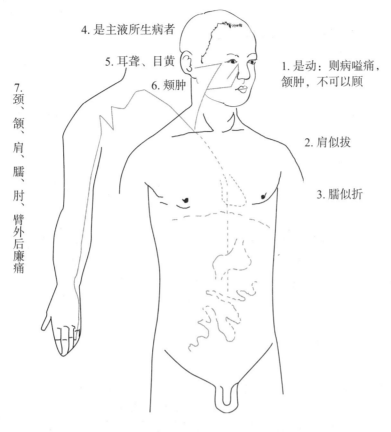

4. 是主液所生病者

5. 耳聋、目黄

6. 颊肿

7. 颈、颔、肩、臑、肘、臂外后廉痛

1. 是动：则病嗌痛，颔肿，不可以顾

2. 肩似拔

3. 臑似折

图 2-7　手太阳小肠经症候图

常，可导致消化、吸收障碍，表现为腹胀、腹泻、便溏等。

（2）**主泌别清浊**：是指小肠对受盛胃所初步消化的饮食物，进一步消化的同时进行分别水谷精微和代谢产物的过程。"分清"就是将饮食物中的精华部分，包括饮液化生的津液和食物化生的精微，进行吸收，再通过脾进行升清散精。"别浊"体现为两个方面：其一，是将饮食物的残渣糟粕传送到大肠排出体外；其二，是将剩余的水分经肾的气化作用渗入膀胱，形成尿液排出体外。因为小肠在泌别清浊过程中，参与了人体的水液代谢，故有"小肠主液"之说。小肠分清别浊的功能正常，水液和糟粕各走其道，则二便正常。

小肠的受盛化物和泌别清浊，即消化吸收过程，是整个消化过程中最重要的阶段。在这一过程中，食糜进一步消化，将水谷化为清（即精微，含津液）和浊（即糟粕，含废液）两部分，前者赖脾之转输被吸收，后者下入大肠被排泄。所以，小肠消化吸收不良之候，属脾失健运范畴之内，多从脾胃论治。

（二）所联系的器官和组织

1. 联系的器官：手太阳小肠经循行循咽下膈，抵胃，属小肠。其分支由锁骨上窝至颈上颊到外眼角转至耳中。另外一分支由颊到眼眶下方至鼻到内眼角，在临床诊疗上遇到目黄、颊肿等相关症状可以从手太阳小肠经入手治疗。

2. 联系的组织：手太阳小肠经外行于听宫穴至少泽穴的肌肉缝隙结构中，由周围的肌肉、筋膜（经筋系统）所构成，参与的肌肉组织主要有小指伸肌、小指尺侧肌、小指短屈肌、腕尺侧副韧带、肱三头肌内侧，以及部分肩部、耳、目和面部肌肉等。在病理状态下，手太阳小肠经的气化功能减弱、外感寒邪或外伤劳损，可导致面颊肿，颔下肿不能回顾，肩部牵扯痛，颈部、颔下、肩胛、上臂、前臂的外侧后边痛等经筋病症。

二、足太阳膀胱经

足太阳经内属膀胱，外行于睛明穴至至阴穴的肌肉缝隙之间，通过足太阳经别加强了对膀胱、肾的调节作用。膀胱又称净腑、水府、玉海、脬、尿胞，位于下腹部，在脏腑中，居最下处，主贮存尿液及排泄尿液。《素问·灵兰秘典论》载"膀胱者，州都之官，津液藏焉，气化则能出矣"，这说明足太阳膀胱经是人体水液储存、分流、化气成水或化水成气的重要经络。它要依靠肾气的鼓动，并与手少阳三焦经共同行使此种功能。本经异常时，可见头痛、项强、腰脊痛、某些经筋病、肿胀、尿闭等病候（图2-8）。

（一）所联系的脏腑及功能

1. 所联系的脏腑：主要是膀胱、肾。

膀胱与肾相表里，两者在经络上互相联系。肾是作强之官，肾精充盛则身体强壮，精力旺盛；膀胱是州都之官，负责储藏水液和排尿。膀胱开阖有赖于肾的气化功能调控，二者表里相合，在水液代谢方面起协调作用。

2. 功能

（1）贮存尿液：在人体津液代谢过程中，水液通过肺、脾、肾三脏的作用，布散全身，发挥濡润机体的作用。其被人体利用之后，即是"津液之余"者，下归于肾。经肾的气化作用，升清降浊，清者回流体内，浊者下输于膀胱，变成尿液。小便与津液常常相互影响，如果津液缺乏，则小便短少；反

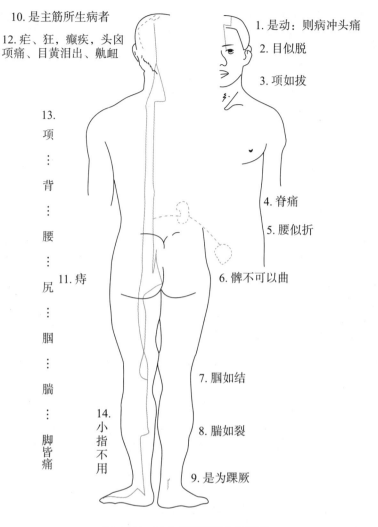

10. 是主筋所生病者

12. 疟、狂，癫疾，头囟
项痛、目黄泪出、鼽衄

13.
项
⋮
背
⋮
腰
⋮
尻
⋮
腘
⋮
腨
⋮
脚皆痛

11. 痔

1. 是动：则病冲头痛

2. 目似脱

3. 项如拔

4. 脊痛

5. 腰似折

6. 髀不可以曲

7. 腘如结

8. 腨如裂

9. 是为踝厥

14.
小
指
不
用

图 2-8　足太阳膀胱经症候图

之，小便过多也会丧失津液。

（2）排泄小便：尿液贮存于膀胱，达到一定容量时，通过肾的气化作用，使膀胱开合适度，则尿液可及时从溺窍排出体外。膀胱的贮尿和排尿功能，全赖于肾的固摄和气化功能。所以，膀胱的病变多与肾有关，临床治疗小便异常，常从肾治之。

（3）藏津液：这里所指津液不是尿液，而是有营养作用的，津液经过膀胱的气化，其中的精华物质可升发进而濡养脏腑。膀胱的气化功能与命门火密切相关，津液就在此经过命门火的温煦激发完成膀胱的气化作用，进而温煦下焦，中焦、上焦的气化也都要由它帮助进行。膀胱的气化功能可以将津液分成清与浊两部分，清的部分被重吸收，成为人体有用的营血与卫气，参加人体大的循环；浊的部分化为尿液与汗液排出体外。膀胱气化与命门相火的功能密切关联，是人体各种基本功能的原动力，中医对膀胱气化功能的认识与现代医学有很大的区别。

（二）所联系的器官和组织

1. 联系的器官：足太阳膀胱经从内眼角起始，上到头顶，直行主干，从头顶入络于脑，在临床诊疗上遇到眼睛昏黄、流泪、躁狂、癫痫等相关症状或疾病可以从足太阳膀胱经入手治疗。

2. 联系的组织：足太阳膀胱经外行于睛明穴到至阴穴的肌肉缝隙结构中，由周围的肌肉、筋膜（经筋系统）所构成，参与的肌肉组织主要有小趾展肌、腓骨长肌、腓骨短肌、小腿三头肌、腘肌、腘绳肌、臀大肌、梨状肌、背部的诸多肌肉（浅层肌、深层肌）、枕下肌群、额枕肌、眼轮匝肌等。在病理状态下，足太阳膀胱经的气化功能减弱、外感寒邪或外伤劳损可导致小脚趾僵滞不适，足跟部掣引疼痛，腘窝部挛急，脊背反张，项筋拘急，肩不能抬举，腋部僵滞不适，缺盆中牵掣样疼痛，头部不能左右转动等经筋病症。

第五节　厥阴经气化功能

厥阴经主风，通过与肝、心包相连，一下一上分别主宰阴血的储存和流动，太过则风动伤肝，不及则凝滞失畅。厥阴经承接和化解风气的变化和伤害，厥阴经在三阴之里，有涵养、收摄、静敛之势，故可化解风气动摇、升散之性，同时可协同少阳疏泄风热之邪。临床上出现情绪冷漠、暴躁狂怒等诸多情志疾患时可取厥阴经治疗。厥阴主风，风邪在自然界为六淫之首，常与寒、湿、热邪等裹挟袭人，这时需要根据邪气的性质选择太阳经、督脉以及太阴、少阴经来配合治疗。

一、手厥阴心包经

手厥阴经内属心包，外行于天池穴至中冲穴的肌肉缝隙之间，通过手厥阴经别加强本经对心包的调节作用。《素问·灵兰秘典论》曰"膻中（心包）者，臣使之官，喜乐出焉"，这说明手厥阴心包经作为手少阴心经的辅佐，协助心完成主血脉的功能，对人的认知、思维和保持情绪舒畅平和有着重要作用。本经异常时，临床可见心律失常、胸膈痞满、情绪淡漠等病候（图2-9）。

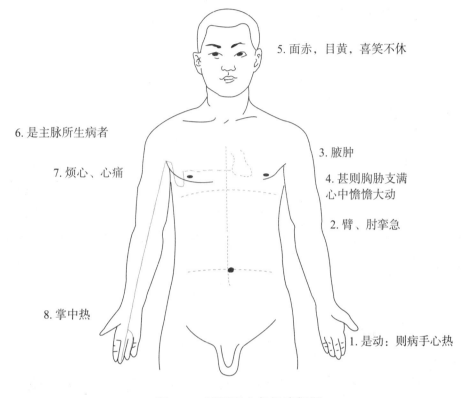

5. 面赤，目黄，喜笑不休

6. 是主脉所生病者

7. 烦心、心痛

3. 腋肿

4. 甚则胸胁支满
心中憺憺大动

2. 臂、肘挛急

8. 掌中热

1. 是动：则病手心热

图 2-9　手厥阴心包经症候图

（一）所联系的脏腑及功能

1. 所联系的脏腑：主要是心包、三焦。

心包主行心血，心包卫外守心，心血不足或瘀滞必责之于心包。三焦包含着体腔上、中、下三部分脏器的联系通道，通行阳气。《针灸大全》言"三焦乃阳气之父，包络乃阴血之母"，二者相互配合，共同完成阴血与阳气在全身的布化与循行。

2. 功能

（1）保护心脏，代心受邪：中医藏象学说认为，心为君主之官，邪不能犯，所以外邪侵袭于心时，首先侵犯心包络，故曰"诸邪之在于心者，皆在于心之包络"（《灵枢·邪客》），临床表现主要是心藏神的功能异常，如在外感热病中，因温热之邪内陷，出现高热神昏、谵语妄言等心神受扰的病态，称之为"热入心包"。

（2）心包经与心肌功能有关：现代医学所说的冠心病本指心脏病，相当于中医所说的胸痹，临床治疗以心包经为主，用药常用瓜蒌、薤白、半夏、干姜等，也都是治疗胸膈疾患的。临床实践证明，心包腔气机畅通是心肌供血正常的重要保障。

（二）所联系的器官和组织

1. 联系的器官：手厥阴心包经络心系，与心经密切相关，所以手少阴心经的很多病症临床上都可以从心包经进行诊察和治疗。

2. 联系的组织：手厥阴心包经外行于天池穴至中冲穴的肌肉缝隙结构中，由周围的肌肉、筋膜（经筋系统）所构成，参与的肌肉有指浅屈肌、指深屈肌、桡侧腕屈肌，掌长肌、旋前圆肌、肱肌、肱二头肌以及部分胸部肌肉和膈肌等。在病理状态下，手厥阴心包经的气化功能减弱、外感寒邪或外伤劳损，可导致掌心热，前臂和肘掣强拘急，腋窝部肿胀，经脉循行部位僵滞不适，转筋疼痛，重者胸痛、气息急迫等病症。

二、足厥阴肝经

足厥阴经内属于肝，外行于期门穴至大敦穴的肌肉缝隙之间，通过足厥阴经别加强了本经对肝的调节作用。《素问·灵兰秘典论》中有"肝者，将军之官，谋虑出焉"，很多经络都需要血的供养，肝主疏泄的作用可以使气机不断地伸展，使血到达需要的地方。谋虑出焉，就是根据实际情况有选择地调节血液供应。《素问·六节藏象论》言"肝者，罢极之本"，《素问·宣明五气》有"肝藏魂"，足厥阴肝经对人体气血有解毒净化的作用，可协调脏腑的功能，调节心理障碍。本经异常时，临床可见易倦、易伤感、易怒、暴躁、两胁及脘腹胀满等病候（图2-10）。

（一）所联系的脏腑及功能

1. 所联系的脏腑：主要是肝、胆、胃、肺。

肝与胆相表里，肝之余气所化即为胆汁，胆汁的正常排泄需要肝的疏泄功能。在情志上，肝与胆的功能也密切相关，肝主谋虑，胆主决断，谋虑而后决断，即决断必先谋虑。肝的疏泄功能与胃腑通降功能密切相关，临床常见肝失疏泄而致胃脘胀满不舒之症。肝与肺的关系主要体现在气机的调节上，

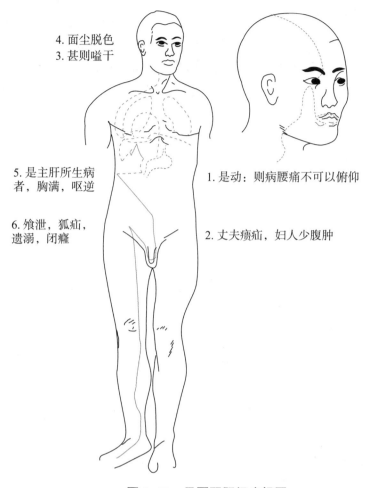

4. 面尘脱色
3. 甚则嗌干

5. 是主肝所生病
者，胸满，呕逆

6. 飧泄，狐疝，
遗溺，闭癃

1. 是动：则病腰痛不可以俯仰

2. 丈夫㿉疝，妇人少腹肿

图 2-10　足厥阴肝经症候图

肝主升、肺主降，升降结合，可调节人体一身之气机。

2. 功能

（1）主疏泄：所谓"疏泄"，即指疏通、畅达、宣散、流通、排泄等综合生理功能。肝主疏泄的功能涉及范围很广，一方面代表着肝本身的柔和舒展的生理状态，另一方面主要关系着人体气机的调畅。人体各种复杂的物质代谢，均在气机运动的"升降出入"过程中完成，突出地表现为对人体情绪状态、消化功能、生殖机能以及全身水液代谢的影响。肝的疏泄功能正常，则气机调畅，气血调和，经脉通利，所有脏腑器官的活动正常协调，各种富有营养的物质不断化生，水液和糟粕排出通畅。若肝失疏泄，气机不畅，不但会引起情志、消化、气血水液运行等多方面异常表现，还会出现肝郁、肝火、肝风等多种肝的病理变化。

（2）主藏血：肝脏具有储藏血液和调节血量的功能。人体的血液由脾胃消化吸收来的水谷精微所化生。血液生成后，一部分运行于全身，被各脏腑组织器官所利用，另一部分则流入到肝脏而储藏，以备应急的情况下使用。人体在睡眠、休息等安静状态下，机体各部位对血液的需求量减少，血液回归于肝而藏之。当在劳动、学习等活动量增加的情况下，人体对血液的需求量就相对增加，肝脏就把储藏的血液排出，从而增加有效血循环量，以适应机体对血液的需要。如果肝脏有病，藏血功能失常，不仅会出现血液方面的改变，还会影响到机体其他脏腑组织器官的生理功能。藏血功能失常，主要有两种病理变化：一是藏血不足，血液虚少，则分布于全身其他部位的血液减少，不能满足身体的生理需要，因而产生肢体麻木，月经量少，甚至闭经等；二是肝不藏血，则可导致各种出血，如吐血、咯血、衄血、崩漏等。肝血的盛衰，常反映于爪甲。肝的阴血充足，则爪甲坚韧，光泽红润，富有华色。若肝血不足，爪甲失其滋养，则爪甲苍白，软薄，或枯而色夭，容易变形，脆裂。爪甲的病变，多从肝论治。

（3）主筋：筋即筋膜，包括肌腱、韧带等组织结构。筋膜附于骨而聚于关节，是联结关节、肌肉，专司运动的组织。《素问·痿论》曰"肝主身之筋膜"，是说全身筋膜的弛张收缩活动与肝有关。

（4）肝藏魂："魂"指的是一种潜意识，一种隐忍和持久的心态，"魂"的物质基础是血。肝藏血的功能正常，则魂有所舍。若肝血不足，心血亏损，则魂不守舍，可见惊骇多梦，夜寐不安，梦游、梦呓以及出现幻觉等症。

（二）所联系的器官和组织

1. 所联系的器官：包括目系、阴部、喉咙。肝开窍于目，眼底和视神经的功能及眼肌的运动、瞳孔的放大与缩小均跟肝有关系。肝与男性的排精和女性的月经功能亦联系密切，男女的正常生殖功能需要肝的疏泄功能的正常。肝经的经络循行经过喉咙，喉咙为气之上下之处，而肝升发透畅调节全身气机，故喉咙功能失常往往在肝经上有所反应。

2. 所联系的组织：足厥阴肝经外行于期门穴至大敦穴的肌肉缝隙结构中，由周围的肌肉、筋膜（经筋系统）所构成，参与的肌肉组织主要有踇长伸肌、胫骨前肌外侧筋膜、大收肌、短收肌、长收肌等。在病理状态下，足厥阴肝经的气化功能减弱、外感寒邪或外伤劳损，可导致大脚趾僵硬不适，内踝前部痛，膝内侧部痛，大腿内侧痛、转筋、疝气等病症。

第六节　少阳经气化功能

少阳经主火（相火），通过与胆、三焦相连，主宰人体的中正洁净与气机枢转。少阳经承接和化解火气的变化和伤害，太过则相火逆上，不及则疏泄不利。少阳居人体阳分之半表半里、膜原之间，通过三焦与胆的配合清泄疏解阳分之火。少阳经异常临床可出现肿胀、尿闭、胸胁胀满、口苦、寒热往来等症候。

一、手少阳三焦经

手少阳经内属于三焦，外行于丝竹空穴至关冲穴的肌肉缝隙之间，通过手少阳经别加强了与小肠和心的调节作用。三焦是六腑之一，它是一个特殊的腑，包含着上、中、下三焦里面的脏与腑，也包括三焦里面的各种网状组织，这些组织联系着各脏腑之间的交通，包括出入脏器的血管、淋巴、神经等组织。三焦对脏腑起着重要的联络作用，维持生命动力的环境，所以古人说"三焦者，原气之别使"。

《素问·灵兰秘典论》中有"三焦者，决渎之官，水道出焉"，这说明手少阳三焦经对人体体液的运行和代谢有着重要的作用。本经异常时，临床可见肿胀、尿闭等多种病候（图2-11）。

（一）所联系的脏腑及功能

1. 所联系的脏腑：主要是三焦、心包。

三焦与心包相互属络，两经阴阳气血互补，生理功能密切相关。

2. 功能

（1）通行元气：元气通过三焦输布到五脏六腑，充沛于全身，以激发、推动各个脏腑组织的功能活动。"三焦者，人之三元之气也……总领五脏六腑营卫经络，内外左右上下之气也。三焦通，则内外左右上下皆通也。其于周身灌体，和内调外，营左养右，导上宣下，莫大于此也"（《中藏经》）。

（2）疏通水道：三焦能通调水道，调控体内整个水液代谢过程，在水液代谢中起着重要作用。人体水液代谢是由多个脏腑参与，共同完成的复杂生

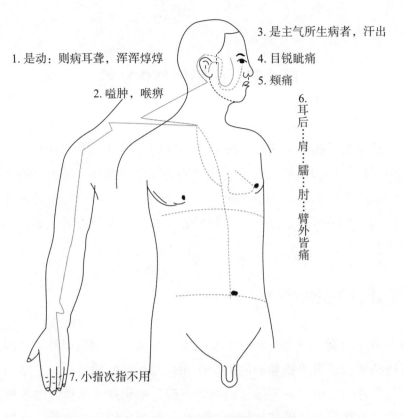

1. 是动：则病耳聋，浑浑焞焞

2. 嗌肿，喉痹

3. 是主气所生病者，汗出

4. 目锐眦痛

5. 颊痛

6. 耳后…肩…臑…肘…臂外皆痛

7. 小指次指不用

图 2-11 手少阳三焦经症候图

理过程。其中，上焦之肺，为水之上源，以宣发肃降而通调水道；中焦之脾胃，运化并输布津液于肺；下焦之肾、膀胱，蒸腾气化，使水液上归于脾肺，再参与体内代谢，下行则形成尿液排出体外。三焦为水液的生成敷布、升降出入的通道。三焦气治，则脉络通而水道利。三焦在水液代谢过程中的协调平衡作用，称之为"三焦气化"。三焦通行水液的功能，实际上是对肺、脾、肾等脏腑参与水液代谢功能的总括。

（3）三焦生理功能特点：根据三焦位置的不同表现出不同的生理特点，概括为：①上焦如雾。指上焦主宣发卫气，敷布精微的作用，发挥其营养滋润作用，若雾露之溉，故称"上焦如雾"。②中焦如沤。指脾胃运化水谷，化生气血的作用。因为脾胃有腐熟水谷、运化精微的生理功能，故喻之为"中焦如沤"。③下焦如渎。下焦将饮食物的残渣糟粕传送到大肠，变成粪便，从肛门排出体外，并将体内剩余的水液，通过肾和膀胱的气化作用变成尿液，从尿道排出体外。这种生理过程具有向下疏通，向外排泄之势，故称"下焦如渎"。

（二）所联系的器官和组织

1. 所联系的器官：手少阳三焦经分支走行遍布于耳周并入耳，经颊至外眼角、眉梢，故眼、耳的疾病可从三焦经进行治疗。

2. 所联系的组织：手少阳三焦经外行于丝竹空穴至关冲穴的肌肉缝隙结构中，由周围的肌肉、筋膜（经筋系统）所构成，参与的肌肉组织主要有指总伸肌桡侧部分、肘肌、旋后肌、肱三头肌、三角肌后束以及部分肩部、颈部、耳、目和面部肌肉等。在病理状态下，手少阳三焦经的气化功能减弱、外感寒邪或外伤劳损，可导致眼睛外眦肿痛，耳聋，耳鸣，咽肿，喉咙痛，面颊肿，自汗出，肩部、上臂、肘弯、前臂外侧疼痛，无名指运动不利等病症。

二、足少阳胆经

足少阳经内属于胆，外行于瞳子髎穴至足窍阴穴的肌肉缝隙之间，通过足少阳经别加强了对肝胆的调节作用。《素问·灵兰秘典论》中有"胆者，中正之官，决断出焉"，这说明足少阳是肝的将军之职——谋虑的实施者。

胆居六腑之首，又隶属于奇恒之腑，附于肝之短叶间。胆与肝相表里，肝为脏属阴木，胆为腑属阳木。胆贮藏排泄胆汁，主决断，调节脏腑气机。本经异常可出现消化不良、遇事难决、寒热往来等症候（图2-12）。

（一）足少阳胆经所联系的脏腑及功能

1. 所联系的脏腑：主要是胆、肝。

胆与肝相表里，调节脏腑气机。胆合于肝，助肝之疏泄，以调畅气机，气机调则内而脏腑，外而肌肉，升降出入，纵横往来，并行不悖，从而维持脏腑之间的协调平衡。胆的功能正常，则诸脏易安，故有"凡十一脏取决于胆也"（《素问·六节藏象论》）之说。

2. 功能

（1）贮藏和排泄胆汁：贮藏于胆腑的胆汁，由于肝的疏泄作用，使之排泄，注入肠中，以促进饮食物的消化。若肝胆的功能失常，胆的分泌与排泄受阻，就会影响脾胃的消化功能，而出现厌食、腹胀、腹泻等消化不良症状。

（2）主决断：指胆在精神意识思维活动过程中，具有判断事物、做出决定的作用。胆主决断对于防御和消除某些精神刺激（如大惊大恐）的不良影

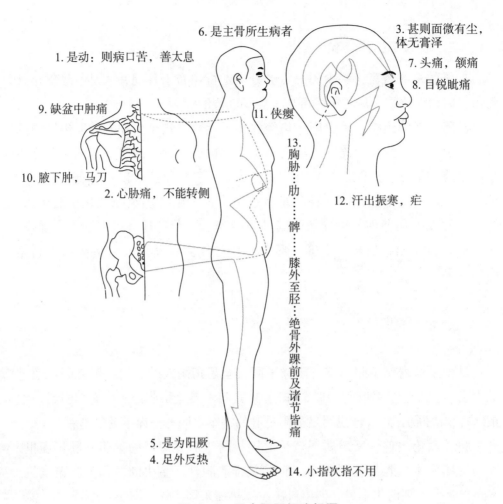

6. 是主骨所生病者

3. 甚则面微有尘，体无膏泽

1. 是动：则病口苦，善太息

7. 头痛，颔痛

8. 目锐眦痛

9. 缺盆中肿痛

11. 侠瘿

13. 胸胁……肋……髀……膝外至胫……绝骨外踝前及诸节皆痛

10. 腋下肿，马刀

2. 心胁痛，不能转侧

12. 汗出振寒，疟

5. 是为阳厥

4. 足外反热

14. 小指次指不用

图 2-12　足少阳胆经症候图

响，以维持和控制气血的正常运行，确保脏器之间的协调关系有着重要的作用。故《素问·灵兰秘典论》曰："胆者，中正之官，决断出焉。"

（二）所联系的器官和组织

1. 所联系的器官： 足少阳胆经循行至眼，在眼外角处与手少阳三焦经相交接，胆为少阳之脉，循经至耳前后，并入耳中，往往许多耳病与胆经、肝经（胆经的表里经）有关。故耳眼之症，可从足少阳胆经进行诊察治疗。

2. 所联系的组织： 足少阳胆经外行于瞳子髎穴至足窍阴穴的肌肉缝隙结构，由周围的肌肉、筋膜（经筋系统）所构成，参与的肌肉组织主要有趾伸肌、趾长伸肌、腓骨长肌、腓骨短肌，髂胫束和阔筋膜张肌、股外侧肌以及部分髋部、腹部、胸部和颈部耳、目、面部肌肉等。在病理状态下，足少阳胆经的气化功能减弱、外感寒邪或外伤劳损，可导致头痛、颞痛、眼外眦痛，缺盆（锁骨上窝）中肿痛，胸胁痛不能转侧，腋下肿，下肢部第四脚趾僵滞不适，掣引转筋，膝部不能随意屈伸，腘窝部经筋拘急，前面牵连大腿，后面牵连臀部，向上牵及胁下空软处及胁部作痛等病症。

技能篇

第三章　经络诊察的操作方法

导学：本章要解决的问题是，古人是怎样了解经络状态的？这些方法在临床有怎样的应用价值？

经络诊察常用的方法有五种，是通过观察、触摸人体的体表来了解经络状态进而认识和诊断疾病的。这五种方法是：审、切、循、按、扪。其中最常用的是循推法和按法。

第一，审：即经络望诊，包括审视络脉和审视皮肤。审视络脉的形状、凸陷、色泽改变，以及异常改变的络脉出现的部位，既有助于诊断病位、判断机体正邪关系，又有助于选择治疗的方法、部位。皮肤为十二经脉之皮部，脏腑经络的病变能反映到皮部，故审视皮肤的色泽变化、皮疹等改变，可以从外而内地推断和治疗内部的疾病。

第二，切：即脉诊，包括切人迎、寸口、趺阳脉，面部额角、耳前、大迎，足部太溪穴、太冲穴等处的脉动异常。现代中医学独候寸口，而经络诊察强调全面切诊十二经体表脉动之处。切法所诊察的部位既是动脉搏动之处，也是十二经气血在体表输注的重要部位。故切法所候的不仅仅是局部之气，还反映了机体内部的功能状态，由此可诊断病邪所在部位、性质、正邪关系，为治疗提供依据。

第三，循：主要在四肢沿着经络循行路线向心循推，亦可在头面、胸腹部操作。循推法是直接了解经络状态的诊察方法，常见的异常感有涩滞、结节、结块、结络、细络、脆络、筋结、狭窄、僵硬、松软、气泡、颗粒等，手下有不顺畅的感觉，正是经络不通畅的直观体现。循推法是经络诊察法中最重要也是最常用的方法，同时也是常用的推拿治疗手法。可在涩滞的局部操作，也可根据经络脏腑之间的关联选择其他部位操作，以疏通经络，调整脏腑气血。

第四，扪：主要以手掌或掌背感知机体的温度和湿度。脏腑器官的寒热虚实状态，疾病的病邪性质及预后等，都可以通过皮肤表现出来。如通过触摸感知皮肤的润燥判断机体津液的状态，通过感知局部温度、皮肤弹性等判断机体的寒热虚实。

第五，按：主要用于感知机体深层的状态。通过按压患者经络缝隙的肌肉、血管、肌腱等部位，感受到手下的组织软硬、松紧等变化，以此来判断经络的变化。

经络诊察的五种方法中望、切之法可以参照《中医诊断学》中的详细内容灵活运用，本章主要讨论在推拿临床最为常用但在各类教材中未详细记述的循、扪、按三法。

常见的经络异常有以下 10 种形质变化。

1. 结块： 边缘光滑，弹性变小，小者如黄豆大，大者如蚕豆大。多在肌肉丰满部位的经络缝隙中出现。

2. 结节： 为缝隙中或周边组织外膜沉积物硬化而成，小者如大米粒大，大者如绿豆大。

3. 条索： 由结块或结节呈连续状排列。

4. 结络： 在经络中有或纵或斜或横向的条状物。

5. 脆络： 有脆碎的感觉，大多在经络较浅的部位出现。

6. 局部肌肉紧张度增高： 大多为某一部位肌肉僵硬、胀痛，大多在肌肉丰厚的部位。

7. 松软下陷的指感： 肌肉缝隙松软下陷，肌肉张力差。

8. 滞涩： 经络缝隙出现滞涩感，类似摸砂纸或者干燥物品的感觉。

9. 水泡： 经络缝隙中出现水泡似的异常变化，一般出现在皮肤较薄的部位，在深层难以触及。

10. 颗粒： 手下可触及泥沙状感觉，多出现在四肢末端小关节附近。

第一节　十二经四肢部经络诊察

据《针灸甲乙经》记载，经络气血转输有分经与分部的规律。在诊察中要重视经络气血运行的特点，将四肢与头面躯干部诊察相结合，互相补充，互相印证，以全面准确了解经络的状态。

一、手三阴经

（一）定位标准

解剖定位关键词：拇指指甲角、中指末端、小指指甲角；肱桡肌、桡侧腕屈肌、掌长肌、指浅屈肌、尺侧腕屈肌；豌豆骨、桡骨茎突、第1～5掌骨。

操作前，让受术者攥拳，定好腕部桡侧腕屈肌腱与肱桡肌肌腱之间的缝隙；桡侧腕屈肌腱和掌长肌腱之间的缝隙，以及指浅屈肌腱与尺侧腕屈肌腱之间的缝隙。（图3-1）

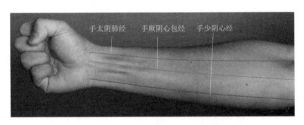

图3-1 手三阴经前臂部缝隙

诊察上臂部时，先让受术者屈肘，显露出肱二头肌的内外侧边缘，并确定两个肌腹之间的缝隙。（图3-2）

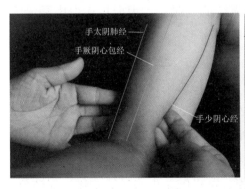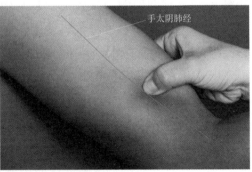

图3-2 手三阴经上臂部缝隙

1. 手太阴肺经

手部：第一掌骨、大鱼际。

腕部：肱桡肌肌腱尺侧缘缝隙、桡动脉。

前臂部：肱桡肌与桡侧腕屈肌之间。

上臂部：肱二头肌桡侧与肱肌、喙肱肌之间。

2. 手厥阴心包经

手部：第二和第三掌骨之间。

腕部：掌长肌腱与桡侧腕屈肌腱之间。

前臂部：掌长肌与桡侧腕屈肌之间。

上臂部：肱二头肌两个肌腹之间。

3. 手少阴心经

手部：第四和第五掌骨之间，第五掌骨与小指屈肌腱之间。

腕部：尺侧腕屈肌的桡侧，豌豆骨的桡侧。

前臂部：尺侧腕屈肌与指浅屈肌之间。

上臂部：肱二头肌尺侧与肱肌、喙肱肌之间。

（二）操作方法

【体位】施术者与受术者相向而坐，受术者亦可取平卧位，施术者坐于床边。

【辅手】受术者手心朝上，根据诊察部位，施术者用辅手分别握住受术者的手、腕、肘关节，配合术手在手部、前臂部及上臂部进行循推操作。

【循推操作方法】见手三阴经诊察操作视频。

1. 手太阴肺经

（1）用拇指从少商穴开始循推，经过第一指骨桡侧的赤白肉际，沿着大鱼际第一掌骨的桡侧边缘循推一直到腕横纹的太渊穴。大拇指赤白肉际沿线肌肉较薄，少商穴常可触及脆络，并有疼痛感等。大鱼际赤白肉际沿线肌肉较丰厚，常可触及条索、结络、凹陷等。

（2）沿前臂部循推太渊穴至列缺穴，此段位于腕关节处，肌肉较为浅薄，常可触及细小的变化，如松软、水泡、小结节、脆络、结络等。需要注意的是，列缺穴的定位与教科书不同，在桡骨茎突的近端处。继续向上沿肱桡肌与桡侧腕屈肌之间的缝隙循推至尺泽穴。从列缺至尺泽穴一段组织会变得较为丰满，从骨和肌腱的缝隙变成肌肉缝隙，常可触及更明显的变化，如结节、结块、肌肉紧张度增高、松软塌陷等。（图3-3）

经络诊察与推拿临床思维训练

扫码看察经视频

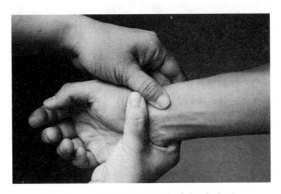

图 3-3　手太阴肺经前臂部诊察法

（3）上臂部从尺泽穴沿着肱二头肌的桡侧缘一直循推到三角肌边缘处（上臂部也可以用按压的方法）。此段常可触及结节、结块、肌肉紧张度增高、松软塌陷等。（图 3-4）

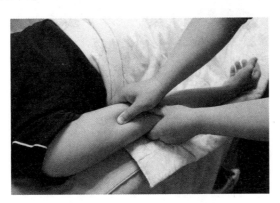

图 3-4　手太阴肺经上臂部诊察法

2. 手厥阴心包经

（1）一般从中冲穴开始，沿着中指中线循推，再沿第二、三掌骨中间到手腕大陵穴。中冲穴可以感觉到脆络，在二三掌骨之间，尤其劳宫穴区域常可触及滞涩、结络、脆络等。

（2）从大陵穴沿着桡侧腕屈肌和掌长肌之间的缝隙往上循推至内关、间使、郄门穴，此段在两条肌腱的缝隙中，缝隙较清晰。大陵至郄门穴段常可发现较微细的异常改变，如滞涩、凹陷、结络、脆络、小结络等，患者常有酸、胀、痛等感觉。从郄门穴继续向上循推，两侧逐渐由肌腱变成肌肉。向上经过桡侧腕屈肌和旋前圆肌到肱二头肌腱尺侧曲泽穴。从郄门至曲泽穴常出现结块、结节、紧张度增高、缝隙狭窄或松软塌陷等。（图 3-5）

扫码看察经视频

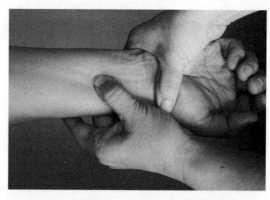

图 3-5　手厥阴心包经前臂部诊察法

（3）上臂部从曲泽穴沿着肱二头肌两个肌腹之间的缝隙循推到肩前，常触及的异常变化有结块、结节、肌肉紧张度增高、僵硬、压痛等。（图 3-6）

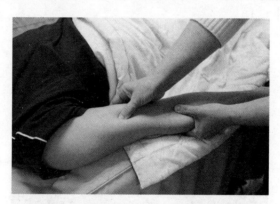

图 3-6　手厥阴心包经上臂部诊察法

3. 手少阴心经

（1）一般从少冲穴开始，沿小指桡侧赤白肉际处循推，沿第四、五掌骨之间循推至手腕神门穴。少冲穴多见细小的脆络或颗粒感，少府穴区常见结节、压痛等。

（2）从腕横纹继续向上循推，神门穴至灵道穴的异常变化虽然较微细，但却是手少阴经最重要的诊察区域，需仔细体会观察，最常出现滞涩、松软、脆络、结络、水泡和过敏性疼痛等异常。（图 3-7）

扫码看察经视频

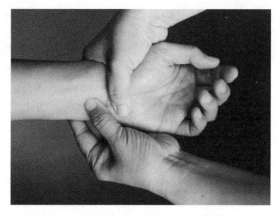

图 3-7　手少阴心经前臂部诊察法

（3）上臂部从少海穴沿着肱二头肌的内侧缘向上循推到腋窝极泉穴处，常触及的异常变化有结块、结节、肌肉紧张度增高、压痛等。（图 3-8）

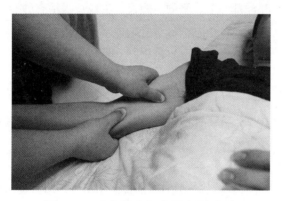

图 3-8　手少阴心经上臂部诊察法

（三）异常重点提示

在诊察经脉异常过程中，为了便于对异常情况进行标记，特以穴位段和穴位作为诊断重点部位记录，现将手三阴经常见异常变化与可能的症候、疾病进行归纳，见表 3-1 ～ 3-3。

表 3-1　手太阴肺经异常变化与可能症候、疾病

穴位段	异常变化与可能的症候、疾病
少商穴至鱼际穴段	1. 少商穴触及脆络或沙粒状：常提示有咽部不适。 2. 鱼际穴处有结络、条索：提示有慢性咳嗽或咽炎等
太渊穴至列缺穴段	1. 充血或丘疹：一般提示急性气管炎；肌肉浅薄没有弹性、滞涩感：一般提示慢性气管炎，咽部有器质性改变（如增生或瘢痕），扁桃体肿大，甲状腺肿或增生等。 2. 太渊穴部位过于松软，弹性较差，患者感觉酸：提示有肺气虚的表现，患者可有小便自控较差、尿频、气短、乏力、肿胀等。 3. 太渊穴至经渠穴段出现脆络：往往提示心律不齐
列缺穴	刺痛：主要提示外感咳嗽
孔最穴	1. 结块、紧张度增高：提示有肺热、咳嗽、气管出血、咯血、外感、痔疮。 2. 浅部结节，边缘光滑：提示气管、肺有炎症。 3. 深部结节，坚硬、瘢痕、尖锐：提示有肿瘤或恶性肿瘤
尺泽穴	1. 结块：提示咽喉炎、咽炎、外感咳嗽。 2. 肿块、小结节：提示肺、支气管慢性炎症
天府、侠白穴	结节、结块、压痛：提示肺热，如鼻衄等

表 3-2　手厥阴心包经异常变化与可能症候、疾病

穴位段	异常变化与可能的症候、疾病
中冲穴至劳宫穴	中冲有沙粒状，劳宫有滞涩、结络、脆络：提示厥阴经有热象
大陵穴至内关穴	有酸、胀、痛等感觉，或者医者手下结络或沙粒感：一般提示胸膈有瘀热，可有失眠、心烦、头痛等
内关穴至间使穴	1. 疼痛反应：常提示胸膈胀满，可能有痰饮，慢性胃病、食道病及某些神志病，如抑郁症、急躁等。 2. 结络：提示胸、心、胃、肠的问题
郄门穴至曲泽穴下	1. 肌肉紧张度增高或结节：提示可能为心肌供血不足。 2. 深部很硬的结节：提示可能有陈旧性的冠状动脉疾病。很多做过心脏搭桥手术半年以上的人，在这个地方可出现一些结络
曲泽穴或曲泽穴下	硬结：一般提示纵隔有瘀血或痰，也可能纵隔有肿物，包括良性和恶性肿瘤
曲泽穴至天泉穴下	肌肉紧张度增高、僵硬：胸腔压力增大，胸闷、心肌供血不足

表 3-3　手少阴心经异常变化与可能症候、疾病

穴位段	异常变化与可能的症候、疾病
少冲穴至少府穴	少冲穴有沙粒感、压痛：心经有热。 少府穴有结节、疼痛：提示心火炽盛，失眠
神门穴至灵道穴	有酸痛或者皮下有脆络、结节或结络：常提示有心律不齐，睡眠障碍或突然记忆力下降
少海穴	有硬结或者过敏性疼痛：提示可能有心律不齐或瓣膜病变
青灵穴	结块或者过敏性疼痛：提示心脏功能异常或神志病变，如失眠多梦、易惊醒等
极泉穴	结块，压痛：提示有心脏功能异常

二、手三阳经

（一）定位标准

解剖定位关键词：食指指甲角、无名指指甲角、小指指甲角；拇短伸肌腱、拇长伸肌腱、小鱼际；肱桡肌、尺侧腕屈肌、尺侧腕伸肌；肱三头肌、三角肌、腋后纹头；第二～五掌骨、三角骨、桡骨茎突、尺骨、尺骨鹰嘴、肱骨内外上髁。

操作前，让受术者放松，活动腕部，定好腕部拇短伸肌腱与拇长伸肌腱之间的缝隙，肱桡肌和桡侧腕伸肌（长、短）之间的缝隙，指总伸肌与小指伸肌之间的缝隙，以及尺骨与尺侧腕伸肌之间的缝隙。

1. 手阳明大肠经

手部：第二掌骨与骨间肌。

腕部：拇长伸肌腱与拇短伸肌腱之间。

前臂部：肱桡肌与桡侧腕长、短伸肌之间。

上臂部：肱肌、喙肱肌与肱三头肌外侧头之间，延续到三角肌下缘。

2. 手少阳三焦经

手部：第四和第五掌骨之间。

腕部：指伸肌与小指伸肌之间。

前臂部：指伸肌与尺侧腕伸肌之间。

上臂部：肱三头肌外侧头与长头之间，延续至三角肌后缘。

3. 手太阳小肠经

手部：第五指骨尺侧缘与小鱼际肌内侧缘之间。

腕部：三角骨边缘。

前臂部：尺骨与尺侧腕伸肌之间。

上臂部：肱三头肌长头内侧缘与肱肌、喙肱肌之间，到腋后纹头处。

（二）操作方法

【体位】施术者与受术者相向而坐；受术者亦可取平卧位，施术者坐于床边。

【辅手】诊察时根据诊察部位，辅手分别固定住受术者手、腕及肘关节，配合术手在手部、前臂部、上臂部循推。手三阳经诊察时术手与辅手的配合尤为重要，以清晰地显露手三阳经络缝隙为原则。如诊察手阳明经前臂部时，辅手采用与受术者握手姿势，并使之屈肘约120°；诊察手少阳经前臂部时，辅手需要略微旋转受术者腕关节使桡尺骨处于平行位置，暴露两骨之间的空隙；诊察手太阳经手部及前臂部时，辅手则需要使受术者腕关节旋前，使其小指在上，拇指在下，方便诊察。

【循推操作方法】见手三阳经诊察操作视频。

1. 手阳明大肠经

（1）从商阳穴开始循推，商阳穴多见沙粒状、小脆络；沿食指桡侧赤白肉际循推，经过第二掌指关节后，沿第二掌骨骨边循第一、二掌骨骨间肌之间推至合谷穴，此段肌肉比较单薄，从三间穴至合谷穴常见结络、压痛。接着沿第一和第二掌骨之间，循推至阳溪穴，阳溪穴位于拇长伸肌腱与拇短伸肌腱之间，伸直拇指时可见一凹陷处。合谷至阳溪穴一段通常能摸到局部松软塌陷、结节、结络、肌肉紧张度增高、滞涩等异常反应。（图3-9）

（2）前臂部从阳溪穴推至温溜穴，此段有伸肌支持带和肌腱（拇长展肌腱、拇短伸肌腱、拇长伸肌腱）分布；从偏历至温溜穴段肌腱逐渐变为肌肉。从阳溪至温溜穴一段指下感觉较硬，一般此段能摸到结络、结节等异常表现。从温溜至曲池穴一段缝隙变宽一些（肱桡肌与桡侧腕长伸肌的肌肉缝隙较清楚），一般能触及松软塌陷、紧张度增高、结节、结块等。（图3-10）

经络诊察与推拿临床思维训练

扫码看察经视频

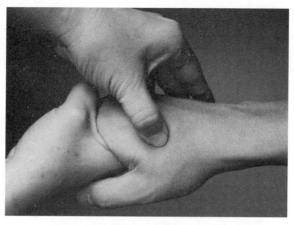

图 3-9　手阳明大肠经手部诊察方法

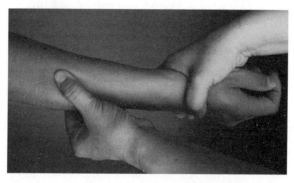

图 3-10　手阳明大肠经前臂部诊察方法

（3）受术者屈肘，沿肱三头肌外侧头与肱肌之间的缝隙循推至三角肌的下缘止点臂臑穴，常可摸到结块、结节、缝隙不清等经络异常。（图 3-11）

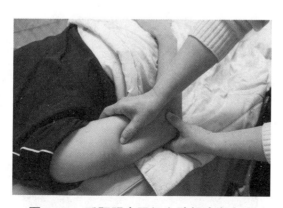

图 3-11　手阳明大肠经上臂部诊察方法

2. 手少阳三焦经

（1）从关冲穴开始循推，关冲穴可见脆络、疼痛敏感等异常。沿无名指尺侧赤白肉际循推至掌指关节处，越过掌指关节沿手背侧的第四、五掌骨间的缝隙，继续往上循推至阳池穴，阳池穴位于小指伸肌腱（桡侧）和指伸肌腱（尺侧）的凹陷中。此段的异常变化可有结络、脆络、滞涩、松软、肿胀、肌肉紧张度增高等。（图3-12）

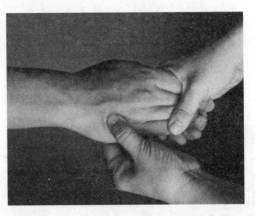

图3-12　手少阳三焦经手部诊察方法

（2）从阳池穴循推到外关穴时会经过伸肌支持带。除会宗穴外，外关至四渎穴一段均在尺桡两骨间，位于指总伸肌与尺侧腕伸肌间的缝隙中，会宗穴的缝隙在小指伸肌的尺侧。经过四渎穴，继续往上循推至肘关节，越过肘肌到尺骨鹰嘴与肱骨外上髁之间的骨沟处，该部位的后上方是天井穴。此段可以循推到各种异常变化，如结节、结块、松软塌陷、肌肉紧张度增高等，越往上循推异常变化越多。（图3-13）

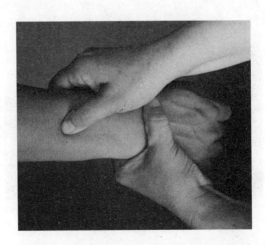

图3-13　手少阳三焦经前臂部诊察法

经络诊察与推拿临床思维训练

（3）施术者抬起受术者上臂，同时使受术者屈肘，沿肱三头肌外侧头与长头之间的缝隙至肩峰下。可触及结节、结块、松软塌陷、肌肉紧张度增高等。（图3-14）

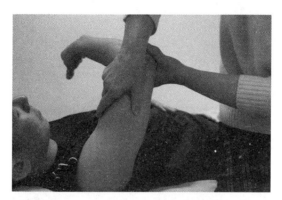

图3-14　手少阳三焦经上臂部诊察法

3. 手太阳小肠经

（1）从少泽穴开始循推，少泽穴可见沙粒、脆络等。沿小指尺侧赤白肉际，经过第五掌指关节后溪穴后，沿第五掌骨下缘赤白肉际处到阳谷穴。阳谷穴位于尺骨茎突和三角骨的关节之间，循推时，一般可察三个方向：一个方向直接至尺骨茎突养老穴处，一个往尺骨茎突下，另一个在尺骨茎突桡侧段。越过三角骨后的一个凹陷到尺骨茎突，沿着尺骨茎突中的骨沟循推，骨沟处就是养老穴。此段是手太阳小肠经最关键的一段，能触摸到各种变化，如松软、肌肉紧张度增高、结络、结节。阳谷穴常可触及凹陷、脆络、沙粒状异常等。（图3-15）

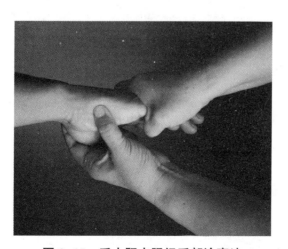

图3-15　手太阳小肠经手部诊察法

扫码看察经视频

（2）前臂部循推，施术者要用拇指左右前后循摸缝隙的正确位置。此缝隙位于尺骨的外侧段与尺侧腕伸肌之间。循推时，指下既能感觉到尺骨，又能感觉到尺侧腕伸肌的外侧缘。循推该段容易滑到手少阳经或手少阴经的路线上去。向支正穴循推时，指下主要感觉到肌肉、肌腱，但过了支正穴，向肘关节循推时，指下感觉以骨为主。沿着尺骨的"山脊"，到尺骨鹰嘴与肱骨内上髁的凹陷处，就是小海穴。前臂部常可触及结节、压痛等。（图3-16）

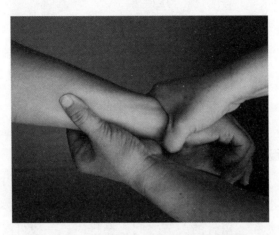

图3-16　手太阳小肠经前臂部诊察法

（3）施术者用辅手抬起受术者上臂使其肩关节外展，用术手沿肱三头肌长头、内侧头后缘推至腋后纹头，再向上循推至肩胛冈下缘，可触及结节、结块、紧张度增高、过敏性疼痛等。最后，循推肩胛冈下窝天宗穴，此处常见条索及敏感压痛。（图3-17）

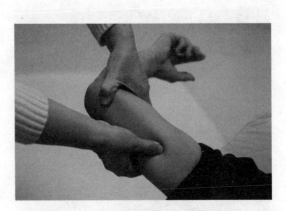

图3-17　手太阳小肠经上臂部诊察法

（三）异常重点提示

手三阳经常见异常变化与可能的症候、疾病归纳，见表 3-4 ～ 3-6。

表 3-4　手阳明大肠经异常变化与可能症候、疾病

穴位段	异常变化与可能的症候、疾病
商阳穴	沙粒状，过敏性疼痛：提示咽喉肿痛，咽炎等
二间穴、三间穴	细络：牙痛或外感等
合谷穴至阳溪穴	1. 疼痛或者僵硬、紧张度增高：一般提示外感，少部分提示面神经麻痹。 2. 紧张、滞涩：大肠消化不良，便秘，便干。 3. 感觉较硬，有结节：提示实证，常有齿痛、牙龈肿或外感头痛
手三里穴	1. 紧张度增高：便溏，消化不良。 2. 松软：慢性肠炎，便溏，腹泻，肠道吸收不良
下廉至曲池穴	1. 连续条索改变：过敏性结肠炎，脱肛。 2. 硬结节：大肠息肉
曲池穴	酸痛：外感，风疹
肘髎至臂臑穴	结块：食道病变、颈肩疼痛

表 3-5　手少阳三焦经异常变化与可能症候、疾病

穴位段	异常变化与可能的症候、疾病
关冲穴	压痛：少阳风热、咽喉肿痛
液门至中渚穴	压痛：提示有气滞的表现，如气滞腰痛
阳池穴	松软、酸痛：提示阳虚，可出现四肢冷麻、怕冷的症状
外关穴	结节或疼痛：提示少阳风热或火毒，如外感头痛、病毒性感冒、耳聋、耳鸣、目赤
支沟至会宗穴	结节或疼痛：提示少阳郁结，常见胁肋胀痛，全身肌肉疼痛，便秘，月经不调，痛经等
三阳络至四渎穴	结块、酸痛：淋巴结肿大或炎症
天井至臑会穴	结块：淋巴肿大，颈椎病，肩周炎

表 3-6　手太阳小肠经异常变化与可能症候、疾病

穴位段	异常变化与可能的症候、疾病
少泽穴	压痛：风寒感冒、头痛
后溪穴	结节、结络：提示颈部、肩胛部经筋病变，或太阳经有火热、火毒
后溪至腕骨穴	酸痛或敏感压痛：提示肘部、肩胛部经筋伤痛，如网球肘
腕骨至阳谷穴	疼痛或结络、细络：提示颈椎异常。表明颈椎肌肉、韧带或小关节扭伤、紊乱、错位等
养老穴	压痛或结节：提示颈肩、背腰经筋拘急、损伤等
阳谷至小海穴	结节、疼痛：小肠经有火邪，如耳鸣、耳聋、目赤肿痛等
上臂部到肩部	结节、结块：颈肩部经筋病变
天宗穴区域	条索或敏感压痛：提示乳腺增生

三、足三阴经

（一）定位标准

解剖定位关键词：大脚趾甲角、𧿹短伸肌；趾长伸肌、趾长屈肌、𧿹长屈肌、腓肠肌；胫骨后肌、半膜肌与半腱肌；股直肌、股内侧肌、内收肌；第一跖骨、内侧楔骨、足舟骨、内踝。

1. 足太阴脾经

足部：第一跖骨与足底内侧肌群之间。

踝部：足舟骨至内踝的前下方。

小腿部：胫骨后缘胫骨后肌与趾长屈肌之间。

大腿部：股直肌与股内侧肌之间。

2. 足厥阴肝经

足部：第一、二跖骨之间。

踝部：足舟骨结节与胫骨前肌肌腱之间。

小腿部：趾长屈肌与比目鱼肌之间。

膝部：膝关节内侧半膜肌腱前缘。

大腿：股内侧肌与内收肌之间。

3. 足少阴肾经

足部：足底内侧肌群与外侧肌群之间，趾长屈肌与𧿹长屈肌之间。

踝部：内踝与跟腱之间。

小腿部：跟腱前，趾长屈肌与蹈长屈肌之间，腓肠肌内侧肌腹前缘与比目鱼肌之间。

膝部：半膜肌与半腱肌之间。

大腿部：半腱肌与半膜肌之间。

足三阴经小腿部缝隙定位见图3-18。

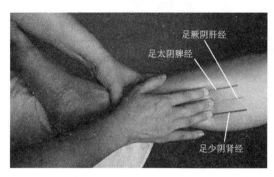
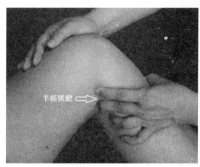

膝关节内侧肝经、肾经缝隙鉴别
（食指—肝经，中指—肾经）

图 3-18　足三阴经小腿部缝隙定位

（二）操作方法

【体位】受术者平躺于治疗床上（诊察足少阴经时亦可采取俯卧位），诊察足部和小腿部时还可以采取坐位，将小腿放在医者的膝盖上进行诊察。

【辅手】辅助手需要固定受术者的足和腿，使受术者下肢部放松，根据循推部位，辅手分别按压、固定受术者足部、踝关节和膝关节，配合术手在足部、小腿部和大腿部进行循推操作。

【循推操作方法】足三阴经诊察操作视频。

1. 足太阴脾经

（1）从第一跖骨头内侧隐白穴开始往太白穴循推。此段可有各种细小的变化，如松软、塌陷、小的结络、脆络、结节、水泡，这些变化可能在缝隙中，或在缝隙的边缘，或紧靠跖骨下侧。太白至公孙穴的缝隙位于赤白肉际间，在第一跖骨下和蹈展肌上的缝隙中（第一跖骨与足底内侧肌群的缝隙处）。继续沿缝隙往公孙穴循推。公孙穴位于第一跖骨底，此处常见各种细小变化，如小结络、过敏性疼痛、结节、松软等。（图3-19）

扫码看察经视频

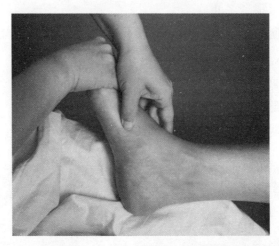

图 3-19　足太阴脾经足部诊察法

（2）经过足舟骨至内踝的前下方凹陷处，从商丘穴通过内踝的后侧缘循推到胫骨后侧缘，常出现过敏性疼痛、剧烈疼痛，有时出现结络。小腿部沿胫骨后侧缘胫骨后肌与趾长屈肌之间的缝隙向上循推，这个缝隙比较宽大，一直能循推至阴陵泉穴。三阴交穴一段皮肤较薄，很少有硬结，多出现锐痛和很软的肿块；漏谷至地机穴段常出现硬结、结节、结块等；阴陵泉穴大部分松软，局部可出现酸软、酸痛等。（图 3-20）

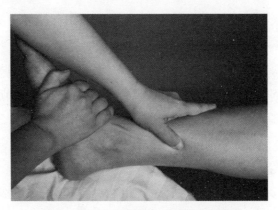

图 3-20　足太阴脾经小腿部诊察法

（3）大腿部沿股直肌与股内侧肌之间的缝隙，循推至腹股沟处，可见肌肉紧张度增高、松软、塌陷、结节、结块等异常。（图 3-21）

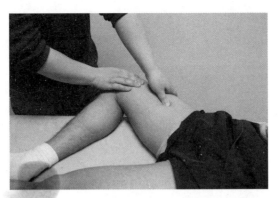

图 3-21　足太阴脾经大腿部诊察法

2. 足厥阴肝经

（1）从大敦穴开始推至行间穴，沿第一、二跖骨之间循推，行间至太冲穴段需要仔细循推，包括缝隙的两侧，该部的异常变化较细微，容易错过。足背沿内侧楔骨与中间楔骨间的缝隙，到胫骨前肌的内侧，内踝前侧。此段常可出现过敏性酸痛、脆络、结络、结节等。（图 3-22）

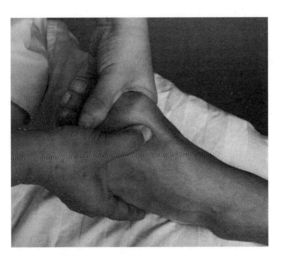

图 3-22　足厥阴肝经足部诊察法

（2）从中封穴经过内踝上，大部分人在胫骨上能摸到一个沟，沿着此沟直接到三阴交穴，很多人此沟伏行静脉。足厥阴经在踝上 3 寸以上行于趾长屈肌与比目鱼肌之间，为了找准此缝隙，可用循推手的食指指腹或拇指指腹，先从足太阴经的缝隙开始，然后往后滑过肌肉到第一个凹陷处，就是该肌肉的后侧缘。找到缝隙后，从三阴交穴沿着此缝隙往上循推至蠡沟、中都、曲泉穴。曲泉穴在半膜肌肌腱前缘。此段常可见松软、塌陷、紧张度增高、结

扫码看察经视频

节、结块和过敏性疼痛等异常。（图3-23）

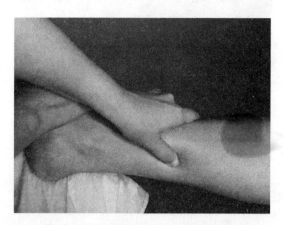

图3-23　足厥阴肝经小腿部诊察法

（3）沿大腿内侧股内侧肌与内收肌群之间的缝隙循推至腹股沟处。此段常可触及结节、结块、松软塌陷、紧张度增高等。（图3-24）

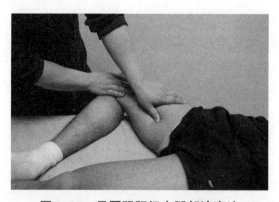

图3-24　足厥阴肝经大腿部诊察法

3. 足少阴肾经

（1）一般从然谷穴开始循推，从足舟骨的前下缘开始，即内侧楔骨和足舟骨的关节下，继续沿趾短屈肌上缘循推到照海穴。然谷穴至照海穴一段能发现微小变化，如水泡、结络、脆络、紧张度增高等异常。沿着肌肉和肌腱之间到跟骨，跟骨偏上一点有一个沟或凹陷，即水泉穴，若按压酸痛，一般是正常反应。向上到跟骨上缘的大钟及太溪穴（在内踝与跟腱之间）。此段常见脆络、结络、增厚、过敏性疼痛等异常。（图3-25）

扫码看察经视频

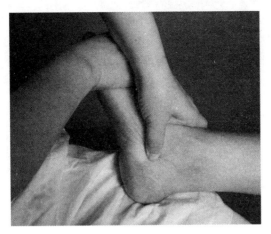

图 3-25　足少阴肾经足部诊察法

（2）循推至太溪穴，施术者可稍作停顿，以便找准足少阴经在小腿内侧的缝隙。可以用循推手的食指或拇指在胫骨后先找足太阴经的缝隙，从足太阴经的缝隙往后循摸腓肠肌内侧肌腹前缘和比目鱼肌之间缝隙处。继续向上循推至阴谷穴（在半腱肌肌腱和半膜肌肌腱之间）。此段常可出现各种变化，如结节、结块、松软、紧张度增高等。（图 3-26）

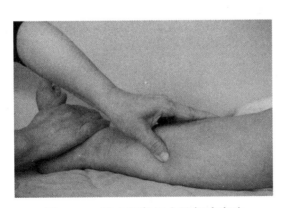

图 3-26　足少阴肾经小腿部诊察法

（3）受术者仰卧位（亦可取俯卧位），施术者沿大腿内侧半腱肌和半膜肌之间的缝隙循推至大腿根部。此段常可触及结节、结块、松软、紧张度增高等。（图 3-27）

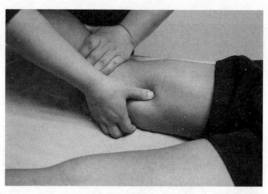

图 3-27 足少阴肾经大腿部诊察法（俯卧位）

（三）异常重点提示

足三阴经常见异常变化与可能的症候、疾病归纳，见表 3-7 ~ 3-9。

表 3-7 足太阴脾经异常变化与可能症候、疾病

穴位段	异常变化与可能的症候、疾病
隐白至太白穴	酸痛、小结节或松软塌陷：脾虚，大便溏，慢性结肠炎
公孙穴	1.沙粒状结节，伴有尖锐刺痛：一般是湿热伤络，可见眼部充血（急性结膜炎）。 2.结节、结络：提示湿热伤络，与各种脾胃疾患有关。 3.松软塌陷：提示冲脉虚，与各种妇科病有关
三阴交穴	1.尖锐痛：实证，妇科病。 2.软肿块：虚证，妇科病
漏谷至地机穴	结节、结块：子宫肌瘤、卵巢的病变、子宫内膜异位症、原发性痛经
阴陵泉穴	酸痛松软：虚证，尿频、尿不畅，尿急，下肢肿胀，水肿
血海穴至股阴部	紧张度增高：太阴经筋病症，妇科疾患、小便不利

表 3-8 足厥阴肝经异常变化与可能症候、疾病

穴位段	异常变化与可能的症候、疾病
行间穴	过敏性疼痛：肝有郁热，眼球运动障碍
太冲穴	1.过敏性疼痛，结节：肝经有郁滞或有瘀血。 2.松软、塌陷、缝隙较宽：肝血不足，妇科病、眼底病
蠡沟穴	结节或压痛：肝郁，月经不调、痛经
中都穴	结节：肝血瘀结，肝硬化、痛经

经络诊察与推拿临床思维训练

穴位段	异常变化与可能的症候、疾病
曲泉穴	过敏性疼痛：肝血郁滞
阴包穴至股阴部	紧张性增高、僵硬：疝气，外阴病，妇科病

表 3-9　足少阴肾经异常变化与可能症候、疾病

穴位段	异常变化与可能的症候、疾病
涌泉、然谷、照海穴	结节、结络：咽喉声带疾病，内脏节律失调
照海至太溪穴	压痛：咽喉疾病，慢性咽炎，声带疾病
太溪穴	虚、松软，紧张度增高：虚性高血压
复溜穴	酸，松软：阴虚虚火，可出现口腔溃疡，牙痛，虚性高血压，神志病，抑郁症
阴谷穴	如有异常，提示颈椎病、腰痛
大腿段路线	紧张、僵硬：腰椎病

四、足三阳经

（一）定位标准

解剖定位关键词：第二、四、五脚趾甲角；趾长伸肌、蹋长伸肌；胫骨前肌、腓骨长肌、腓骨长肌、腓骨肌、比目鱼肌；股四头肌、阔筋膜张肌、半膜肌、半腱肌、股二头肌；第二、三、四、五跖骨，第五跖骨粗隆、骰骨、外踝、腓骨。

1. 足阳明胃经

足部：第二、三跖骨之间。

踝部：趾长伸肌与蹋长伸肌之间。

小腿部：胫骨前肌与趾长伸肌之间。

大腿部：股直肌与股外侧肌之间。

2. 足少阳胆经

足部：第四、五跖骨之间。

踝部：趾长伸肌外侧与外踝之间。

小腿部：腓骨长短肌与趾长伸肌之间。

大腿部：髂胫束与股外侧肌之间。

3. 足太阳膀胱经

足部：第五跖骨粗隆与足外侧肌之间，第五跖骨粗隆后侧缘，骰骨下缘，小趾展肌上。

踝部：跟腱与腓骨长短肌肌腱之间。

小腿部：跟腱与腓骨长短肌肌腱之间，腓肠肌外侧肌腹与比目鱼肌之间，腓肠肌两肌腹之间。

大腿部：第一侧线在半膜肌、半腱肌与股二头肌之间；第二侧线在股二头肌外侧缘与髂胫束之间。

足阳明胃经与足少阳胆经缝隙鉴别见图3-28。

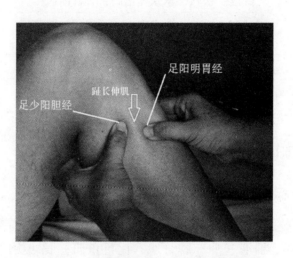

图3-28　足阳明胃经与足少阳胆经缝隙

（二）操作方法

【体位】受术者采取坐位将腿放在医者的膝盖上。也可平卧于诊床上操作，诊察足太阳经亦可采用俯卧位。

【辅手】辅助手需要固定受术者的足和腿，使受术者下肢部放松，根据循推部位，辅手分别按压、固定受术者足部、踝关节和膝关节，配合术手在足部、小腿部和大腿部进行循推操作。

【循推操作方法】足三阳经诊察操作视频。

1. 足阳明胃经

（1）一般从内庭穴开始，要非常细致地触摸缝隙两侧的边缘，可交换循推手，如察受术者的右脚时，施术者可先用右手的拇指循推缝隙内侧，然后

082

经络诊察与推拿临床思维训练

换左手诊察缝隙外侧。此段会有较细微的变化，如细小的结络、水泡、小结节、过敏性疼痛等。沿第二、第三跖骨之间的缝隙循推，此段解剖结构较特殊，指下可以感觉到肌腱和支持韧带等，到达趾长伸肌腱、姆长伸肌腱之间的解溪穴。陷谷穴至解溪穴可触及结节、硬结等。（图3-29）

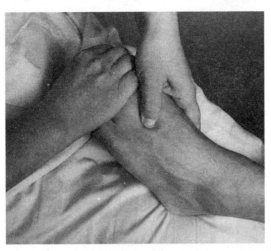

图 3-29　足阳明胃经足部诊察法

（2）沿着小腿胫骨前肌的外侧缘（胫骨前肌与趾长伸肌之间）进行循推。用循推手的食指指腹，从胫骨面滑过胫骨前肌，至其外侧缘第一个凹陷处，就是足阳明经的循行缝隙。此段缝隙中的异常变化较大，可以循摸到结节、结块，甚至条索性结节或结块，亦能摸到肌肉紧张度增高、松软塌陷等。（图3-30）

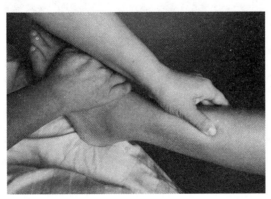

图 3-30　足阳明胃经小腿部诊察法

（3）经过犊鼻穴沿髌韧带外侧与膝外侧韧带的缝隙上行，大腿部循行于股直肌与股外侧肌的间隙，髌骨外侧至梁丘穴段常可出现过敏性疼痛或明显的肌肉紧张度增高等异常。（图3-31）

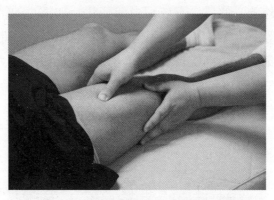

图 3-31 足阳明胃经大腿部诊察法

2. 足少阳胆经

（1）一般从侠溪穴开始循推，在第四、五跖骨间，缝隙的两侧都要察。在循推至足临泣穴前要越过小趾伸肌腱。至外踝的前下方，趾长伸肌腱的外侧凹陷处。侠溪到足临泣穴一段能摸到较细微的变化，如结络、小结节、肿胀、增厚、过敏性疼痛等。（图 3-32）

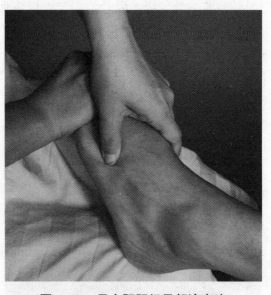

图 3-32 足少阳胆经足部诊察法

（2）循推外踝的前下凹陷丘墟穴处，该处的异常变化有过敏性疼痛、结络、松软、结块等。沿着腓骨体向上一直到肌肉渐丰之处。在骨与肉交会渐变处就是绝骨的部位。绝骨至阳陵泉穴的缝隙（除阳交外）都在腓骨前，于腓骨长短肌和趾长伸肌之间。然后从腓骨小头循推到阳陵泉穴。绝骨至阳陵泉穴可

经络诊察与推拿临床思维训练

扫码看察经视频

出现结节、结块、条索样结节、结块、紧张度增高、松软等。（图 3-33）

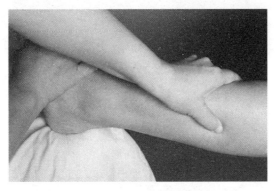

图 3-33　足少阳胆经小腿部诊察法

（3）大腿部沿着股外侧肌与髂胫束之间的缝隙循推至环跳穴。大腿外侧常可触及紧张度增高、结节、条索等。（图 3-34）

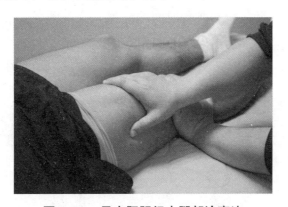

图 3-34　足少阳胆经大腿部诊察法

3. 足太阳膀胱经

（1）一般从束骨穴开始循推，从束骨穴到京骨穴，该段缝隙位于第五跖骨下和小趾展肌的缝隙中。异常变化可出现在缝隙中，亦可出现在跖骨边缘处，主要可以触及细颗粒及泥沙样改变，还可出现松软、肌肉紧张度增高、小结节、水泡、结络、脆络等异常变化。循推至第五跖骨粗隆的后侧缘和骰骨下缘是金门穴。京骨至金门穴一段能出现脆络、过敏性疼痛、结络、结节、增厚、松软等异常变化。继续沿着腓骨长肌、短肌腱鞘之下与小趾展肌之上的缝隙循推至外踝尖直下，可触及较大的凹陷（缝隙），申脉穴即在此处。从申脉穴至仆参穴，循推至跟骨继续向上推至昆仑穴，位于跟腱前和腓骨长肌后侧的缝隙中。此段能触及过敏性疼痛、结络、脆络、松软等。（图 3-35）

扫码看察经视频

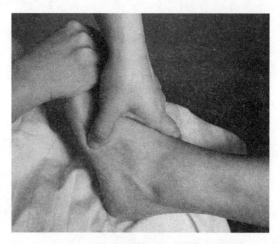

图 3-35　足太阳膀胱经足部诊察法

（2）昆仑穴至跗阳穴在分肉之间，位于腓骨长肌后、比目鱼肌前。跗阳穴至飞扬穴位于比目鱼肌和腓肠肌间的缝隙，从飞扬至承山穴，应沿着腓肠肌的内外侧头之间循推。承山穴到委中穴段的缝隙较大。从昆仑穴至委中穴的异常变化较大，可有结块、紧张度增高、松软塌陷等。（图 3-36）

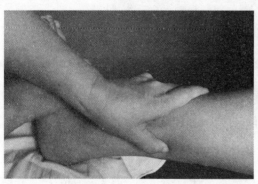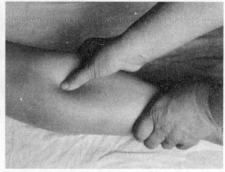

图 3-36　足太阳膀胱经小腿部诊察法（仰卧位、俯卧位）

（3）大腿部要循推两条线，需采用俯卧位。第一条线沿半膜肌、半腱肌与股二头肌之间的缝隙循推至承扶穴。可触及条索、结块、僵硬、压痛等，如果在殷门穴附近深层循推发现有棱角的结块或结节，要考虑肿瘤的可能，建议患者做进一步检查。第二条线沿股二头肌外侧缘与髂胫束之间的缝隙循推，可触及结块、紧张度增高、松软塌陷等。（图 3-37）

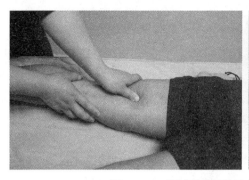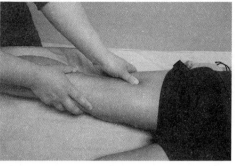

图 3-37　足太阳膀胱经大腿部诊察法（俯卧位）

（三）异常重点提示

足三阳经常见异常变化与可能的症候、疾病归纳，见表 3-10 ～ 3-12。

表 3-10　足阳明胃经异常变化与可能症候、疾病

穴位段	异常变化与可能的症候、疾病
内庭穴至陷谷穴	结节，疼痛：提示胃火过盛，见口气重、牙龈肿痛，胸腹满、恶心呕吐
下巨虚穴至足三里穴	1. 结节，硬条索：提示阳明积滞，慢性胃炎，溃疡，精神病。 2. 松软：提示阳明虚、阳明寒凝，腹泻便溏，慢性结肠炎
梁丘穴	1. 硬结或肌肉发硬：提示阳明寒凝、瘀血，胃痉挛。 2. 紧张度增高，疼痛，结节：可能有胃痉挛，或胃溃疡，或胃占位性病变

表 3-11　足少阳胆经异常变化与可能症候、疾病

穴位段	异常变化与可能的症候、疾病
侠溪穴至足临泣穴	结节，结络：风热，火毒，可见偏头痛、目赤、口苦、耳鸣耳聋
丘墟穴	疼痛：扭伤，胆结石
绝骨至外丘穴	结节：提示气滞，胃病、胆囊炎
阳陵泉穴	肌肉紧张度增高，压痛：提示少阳经有气滞，便秘
风市穴上下至环跳穴	结块：腰腿痛、腰椎病。 肌肉紧张度增高，压痛：少阳气机不畅

表 3-12　足太阳膀胱经异常变化与可能症候、疾病

穴位段	异常变化与可能的症候、疾病
足通谷至京骨穴	1. 小结节：膀胱气虚，腰部疼痛。 2. 压痛，酸：太阳经气虚，腰痛
金门至申脉穴	结节，酸痛：急性头痛，腰痛，泌尿系结石
昆仑至承山穴	酸痛：肌肉劳损，下肢萎缩
委中、合阳、浮郄穴	1. 异常浮络：急性腰痛，腰关节错位，椎间盘突出。 2. 结节：坐骨神经痛。 3. 深部结节，尖锐边缘：盆腔有肿瘤
殷门穴	深处尖锐结节或敏感压痛：提示体内肿瘤的可能
委中至承扶穴	条索、结块、僵硬：腰椎病变、坐骨神经痛
委阳穴至臀横纹	条索、结块、僵硬：腰椎病变、坐骨神经痛

第二节　十四经头面躯干部经络诊察

　　头面躯干部是人体中轴，是十四经脉循行分布的核心部位，也是推拿科医生手法施治的常用部位。头面躯干部位的经络诊察可与四肢部相互印证，形成诊断证据链，使经络诊察更加精准。

一、头面部诊察

　　头面部为督脉与手足三阳经汇聚之处，为"清阳之府"。详细诊察头面部经络，再结合手足三阳经四肢部位经络缝隙的诊察，可以准确判断人体阳气运行的状态。另外足厥阴经循行至颠顶，任脉循行至面部，对于足厥阴、任脉经络气化状态的判断亦需参考头面部相应部位的诊察。

（一）定位标准

　　头部解剖标志：矢状缝、冠状缝、顶结节、翼点、枕外隆凸、乳突。

　　面部解剖标志：五官（眉、眼、鼻、口、耳），额结节、颧弓、下颌角、髁突、颏孔。

1. 督脉： 头部正中线。

2. 足太阳膀胱经

面部：沿内眼角直上至发际线。

头部：正中线旁第一个肌肉缝隙（督脉旁开 1.5 寸）。

3. 手足少阳经（胆、三焦）

面部：位于外眼角、眉梢及太阳穴区域。

头部：足少阳经在头部正中线旁第二个缝隙（督脉旁开 2.25 寸）以及侧发际边缘，手足少阳经还在耳周呈扇形分布。

4. 足厥阴肝经： 位于颠顶（约手掌大区域）。

5. 手足阳明经（大肠、胃）

面部：位于鼻旁及上下齿龈区域。

头部：足阳明经位于发际角至前额连及眉棱骨区域。

（二）操作方法

【体位】受术者采用坐位或者卧位，医者取站位或者坐位。

【术手与辅手】采用坐位操作时，多用一手固定头部，保证操作时头部不会出现晃动；采用卧位操作时，多采用双手同时或者交替操作。

【诊察操作步骤】

1. 头部

（1）督脉：从发际线开始，沿矢状缝隙循推，主要感受缝隙内顺畅与否，有无紧张度改变、积气、滞涩、结节、条索、压痛等异常反应。

（2）足太阳膀胱经：从发际线开始沿头部正中线旁第一个缝隙循推，所见异常与督脉头部相同。

（3）手足少阳经（胆、三焦）：从发际线开始沿头部正中线旁第二个缝隙循推。然后分别在耳后乳突前后，循着耳郭弧形缝隙循推足少阳和手少阳经路线。循推足少阳经在头部两侧分布区域时，双手拇指置于颞区，其余四指置于耳后起固定作用，以大拇指从头角发际处向后循推。循推时可嘱咐患者咬牙使颞肌紧张，便于触摸到经络间隙发现异常。循推时主要感受缝隙的大小，局部是否有凹陷或者隆起，以及缝隙内是否有结节、条索、压痛等改变。

（4）足阳明胃经：从发际角头维穴开始向神庭穴循推，亦包括前额连及眉棱骨区域。主要感受指下有无增厚、僵硬、条索、结络、压痛等异常反应。因为足阳明胃经在头部的分布区域主要在面部，需与面部诊察互参。

（5）足厥阴肝经：在头顶正中约手掌大小区域，其大小根据患者自我感觉发紧或发胀的区域而定。医者亦可在这个区域内触摸感知和头部其他区域不一样的紧张感或松弛感。

2. 面部

（1）眼周：沿着上下眼眶边缘，用拇指从内向外循推，注意手指下结节、条索等改变。六阳经均与眼目有联系。眼眶上缘属太阳经脉、经筋，眼眶下缘属阳明经脉与筋脉，目内眦为阳明、太阳经，目外眦为少阳、太阳经。

（2）鼻部：沿着鼻唇沟由鼻根向鼻翼，从上向下循推。正中间从印堂穴向下循推至鼻根部。鼻根部主要候足阳明、太阳，鼻翼部主要候手足阳明。

（3）口周：沿着口轮匝肌走向，分别在口唇上下从中间向两边循推。然后从承浆穴向后沿着下颌骨边缘循推至颊车穴。口唇候阳明经，上下齿分别候足阳明、手阳明经。

（4）耳周：耳前从上耳根向下，沿着下颌髁状突边缘，循推至耳垂前方，注意手下是否有结节条索等异常改变。耳后从上耳根开始，沿着耳郭边缘从上向下循推至翳风穴。耳周主要反映手足少阳经的经络状况。

（5）面部切诊：以多指在面部两侧进行切诊，注意两侧对比。主要切诊部位：①额角脉动，即颞浅动脉额支，位于额颞缝部，"以候头气"。②耳前脉动即耳部的颞浅动脉，位于下关穴前少许，颧骨缝中后部，"以候面气"。③颊部脉动即面动脉，位于下颌角前方大迎穴处，"以候齿气"。

（三）异常重点提示

头面部经络常见异常变化与可能的症候、疾病归纳见表 3-13。

表 3-13 头面部经络异常变化及可能的症候、疾病

部位	异常变化及可能的证候、疾病
神庭至前顶穴段	缝隙狭窄，指下紧张：提示口、鼻、眼、目、咽喉等上焦部位经气不畅通，临床可见眩晕、目赤肿痛、流涕等症
前顶至百会穴段	缝隙增宽或指下松软：提示清阳不升，浊阴不降，临床可见脏器下垂，头晕目眩，睡眠差或困倦乏力等症
风府至后顶穴段	发紧：背腰、下肢伤筋
曲差到承光穴段	狭窄或涩滞：往往提示头目、鼻窍或外感等上焦病症
通天穴	凹陷、涩滞：提示太阳经气不舒，临床可见鼻塞不通、流涕等症状
络却到玉柱穴段	反映头部供血不足或颈椎疾患

部位	异常变化及可能的证候、疾病
眼周	压痛或结节、条索：提示眼部疾患
鼻部	压痛、结节：往往提示鼻窍不通或胃肠积滞化火等证候。鼻端肥大、色暗红有结节为酒渣鼻，往往提示肺胃有热
口周	结节：往往提示胃肠功能异常 口鼻周围见红斑、丘疹、银屑：往往提示心火或脾湿等证
耳周	结节或压痛：往往提示少阳郁热 凹陷，皮肤松软往往提示肾虚，临床可见耳鸣、重听等症
面部动脉搏动	额角脉动快而有力，提示阳明热盛或者阳明、少阳头痛，也可能胃、食道的问题；耳前脉动有力洪大，表明面部气血旺盛，或者壅滞，提示少阳经气有余，如脉动沉细弱，说明气血供应不足，少阳经气虚衰；颊部脉动可了解口腔和牙齿的气血状态

需要说明的是，头面部的经脉分布复杂。诊察过程中，如果发现某一部位经络异常，其结果可能是其中某一经或多经异常导致，这种情况下需要在四肢或胸腹等其他部位进一步诊察。将前后结果互相参照，综合分析，方能做出准确判断。

二、背部诊察

（一）定位标志

背部解剖标志：后正中线督脉路线上自第 7 颈椎以下至脊柱终端，所有棘突均可摸到，其中第 7 颈椎、第 2 胸椎、第 7 胸椎、第 12 胸椎、第 2 腰椎、第 4 腰椎、第 5 腰椎常作为辨认椎骨序数，确定腧穴定位的标志。另外背部膀胱经定位还常用到肩胛骨脊椎缘、肩胛冈等体表标志。

1. 督脉及夹脊穴：督脉行于背部正中线，指下可触及脊柱棘突、棘上韧带。夹脊穴为背部棘肌与最长肌之间缝隙（正中线旁开约 0.5 寸）。

2. 足太阳膀胱经：第一侧线位于脊柱与肩胛骨脊柱缘之间，在最长肌与髂肋肌之间的缝隙；第二侧线位于肩胛骨脊柱缘垂直线上，在髂肋肌的外缘缝隙中。

（二）操作方法

【体位】受术者采用俯卧位，医者站于体侧。

【术手与辅手】一手按压背部皮肤，防止循推时皮肤出现皱褶，另一手拇指从腰骶部向头部方向循推。注意循推时候按压的手应随着循推的手向上移动。

【诊察操作步骤】

1.先在正中线督脉上循推，感受指下棘突间缝隙的宽度、紧张度，是否有棘突偏歪、结节、结络和敏感疼痛等。如果存在异常，需要在同节段的华佗夹脊穴、膀胱经一二侧线上也进行循推操作，常可发现在脊柱相同节段督脉与膀胱经一、二侧线同时出现问题。临证患者体型各异，有时棘突很难确认，需反复循推，仔细辨认，需要医者有较大耐心。（图 3–38）

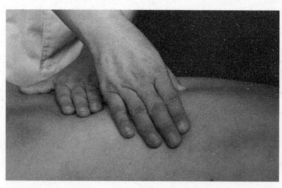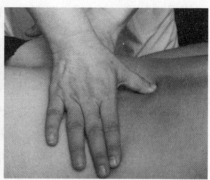

图 3–38　督脉背部诊察法

2.女性患者要仔细循推肩胛骨脊柱缘与脊柱之间的肩胛间区，如发现条索、结节和增厚以及敏感压痛，多提示乳腺增生病症。

3.最后将双手五指张开置于胁肋部，从上向下，从中间向两侧，对比双侧肋间隙是否等宽，肋间隙是否有饱满感，肋间隙是否滑利、有无结节、敏感压痛等经络异常。

（三）异常重点提示

背部腧穴的分布及功能与相关内脏所在部位是对应的，大致呈现出上、中、下三段分布的规律。经络腧穴异常表现也会呈现明显的节段性。

背部经络常见异常变化与可能的症候、疾病归纳见表 3–14。

表 3-14　背部经络异常变化及可能的症候、疾病

部位	异常变化及可能的症候、疾病
胸 1～7	主要反映上焦心肺等脏腑功能异常或感受外邪，以及上肢、乳腺问题。肩胛间区发现条索、结节和增厚以及敏感压痛，多提示乳腺增生病症
胸 8～腰 2	主要反映中焦脾胃肝胆等脏腑功能异常及与脏腑相关的五官、九窍、组织病症
腰 3 以下	主要反映下焦肝肾、大小肠、膀胱等脏腑功能异常以及腰部和下肢病症，如临床常见盆腔部疾病，男科妇科病证、遗尿症和腰腿疼痛等

三、胸部诊察

（一）定位标准

胸部解剖标志：胸骨（颈静脉切迹、胸骨角、胸剑联合）、锁骨、肋间隙、肋弓下缘作为定位标志。

1. 任脉：胸部正中线。

2. 足少阴肾经：胸骨边缘处。

3. 足阳明胃经：胸部正中线旁开 4 寸，男性沿乳头垂直线，女性沿锁骨中线垂直线。

4. 手太阴肺经、足太阴脾经：胸部正中线旁开 6 寸。

5. 足厥阴肝经、足少阳胆经：沿肋间隙分布至两胁肋处。

（二）操作方法

【体位】受术者仰卧位，医者站于体侧。

【术手与辅手】从中庭至璇玑穴循推时，一手按压住胸骨上端，另一手从上向下循推。胸廓诊察需用双手分推，双侧对称检查。

【诊察操作步骤】

1. 锁骨上下窝部：用多指按压，感受凹陷是否饱满，是否有结块。

2. 中庭至天突穴段：用拇指循推手法，一手按压上部，另一手拇指从上向下进行循推操作，天突穴处可用拇指或食中二指指腹按压推揉，注意手法不宜过重。

3. 胸廓肋间隙：双手五指张开，置于两胁，从中间向两边循推，从上向

下操作。对比两侧肋间隙是否等宽，肋间隙是否顺畅滑利，呼吸时活动度是否一致。

（三）异常重点提示

胸部经络常见异常变化与可能的症候、疾病归纳见表3-15。

表3-15 胸部经络常见异常变化与可能的症候、疾病

部位	异常变化及可能的证候、疾病
胸骨部位	天突压痛：提示气道不畅，急、慢性气管病症。 胸骨压痛：提示心包压力较大。 膻中穴附近有结节、增厚感或者敏感压痛：提示心胸肺区域气机阻滞或者局部乳腺、气管、食道等部位气机不畅
锁骨上下窝	变平、结节或硬块：提示胸腔气机壅塞，与呼吸系统或者消化系统症状结合诊断
胸廓肋间隙	中府、云门穴处压痛敏感或有结节、增厚感：表明胸腔压力大，多见于肺系气道阻塞性病变。 肋间隙不等宽或呼吸活动度不一致：与临床症状结合诊断呼吸系统功能障碍或者是胸椎关节紊乱

四、腹部诊察

（一）定位标准

解剖定位关键词：耻骨联合、肚脐、胸骨。

1.任脉：腹部正中线，深层为腹白线。

2.足少阴肾经：腹部正中线旁约0.5寸，为腹白线与腹直肌之间的缝隙。

3.足阳明胃经：腹部正中线旁约2寸，为腹直肌肌束之间的缝隙。

4.足太阴脾经：腹部正中线旁约4寸，为腹直肌外侧缘与腹外斜肌之间交会的缝隙。

5.足少阳胆经：腹外侧区域，行于腹外斜肌的肌束缝隙之中。

（二）操作方法

【体位】受术者仰卧位。

【术手与辅手】腹部触诊常用按诊，操作时双手配合，力度由轻到重，缓缓施力由浅入深，到达深层要停留数秒，充分感知腹腔内状况。主要感受腹腔内脏器表面的光滑程度，脏器之间的缝隙是否清晰，压力分布是否均匀，

有无寒热变化，以及有无硬块、积气、紧张度增高、肠型、敏感压痛等。上腹部多使用多指按压法，下腹部多用全掌按压，腹部肥胖者深层诊察可使用叠掌按压方法。

【诊察操作步骤】

1. 按压胃脘部（肚脐上至胸骨剑突）： 以多指从脐上开始按压至巨阙穴，此段区域能反映消化系统功能状态，尤其是胃脘蠕动排空功能是否正常。从巨阙至中庭穴可反映心脏的功能状态。（图 3-39）

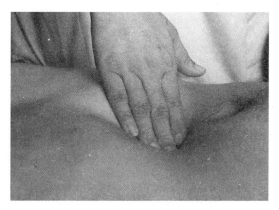

图 3-39　胃脘部诊察法

2. 按压腹部： 以脐周、下腹部、少腹部分区进行诊察。

（1）以多指在脐周环形按压，主要感受指下压力和温度，有无寒凉、硬结及压痛，此处反映小肠吸收功能，还可反映人体气血盛衰状态。脐周两侧尚可反应卵巢、附件状态，需结合手足太阴经四肢部诊察互参。

（2）以多指沿右侧腹部髂区盲肠及升结肠部位开始至肝曲再沿横结肠按压至左侧腹结肠脾曲，再沿左侧腹部降结肠区域按压至左髂区，此区域可直观感受大肠功能状态，需结合手足阳明经四肢部诊察互参。

（3）以多指或用全掌按压下腹部，感受手下压力和温度，有无寒凉、条索、包块或者压痛，此区域反映膀胱、子宫、前列腺功能状态，需结合足少阴、足太阳经下肢部诊察互参。

（三）异常重点提示

腹部经络常见异常变化与可能的症候、疾病归纳，见表3-16。

表 3-16　腹部经络常见异常变化与可能的症候、疾病

部位	异常变化及可能的症候、疾病
巨阙至中庭穴	按之疼痛或按之则舒：反映心和心包的功能状态。 压痛伴有痞满：需鉴别是心还是胃的功能异常
神阙至巨阙穴	紧张度增高或有明显压痛：反映消化系统功能状态，尤其是胃脘蠕动排空功能是否正常。亦应注意排除心的病症
脐周	发凉或结节、压痛等：反映小肠吸收功能，还可反映人体气血盛衰状态。女性也可能是卵巢、附件等病症
结肠区域	按痛、结块等：可直观反映大肠功能状态，如便秘、腹泻等
脐下	压痛、发凉或结块等：往往反映膀胱、子宫、前列腺功能状态。 女性少腹区压痛、包块：注意卵巢附件等病症。 任脉关元、气海等穴按压时感觉空虚下陷、寒凉等：可反映整体机能状态低下，见早衰、虚弱等病患

　　由于各脏腑之气都汇聚于腹，并通过经络气血运行转输以充养腹部内外，因此加强了腹壁肌表和内脏的联系。各脏腑在腹内的分布与腹外相对应，由于经络内外相通，若脏腑气机变化，必然能够反映于腹腔内部及腹壁肌表一定部位。腹部诊察可以直接反映出腹腔脏器的气血运行状态，具有较强的直观性和一定的特异性，但是由于腹腔脏器位置比邻关系复杂，全身经络气血在此处转输交会极其丰富。所以临床运用腹部诊察时，一定要与腹部有联系的经脉四肢部及背腰部诊察互参，不能单凭腹诊进行诊断。如消化不良、便溏的患者在腹诊时发现右侧腹部压痛（盲肠、升结肠区域），结合胃经和大肠经手足三里和下廉、下巨虚穴部位的结块或者松软、凹陷，背腰部脾俞、胃俞穴敏感压痛，可以确定病患属于阳明经气化机能不足。

（四）其他腹诊参考

　　腹腔脏器非常复杂，历代医家对腹诊的研究和实践也非常丰富。腹部经络诊察可以结合其他腹诊提高诊察的准确性。此部分内容详见《中医诊断学》相关条目。

　　1.腹部的脏腑全息对应：胁下、脐旁、少腹两侧属肝；剑突下属肺、胃、心；胃脘属心、脾、胃；全腹属脾；小腹（关元穴附近）属肾、膀胱、冲任；脐中属脾肾。

　　2.对疼痛的诊察：喜按者属虚，拒按者属实；按之痛移者属气；喜温热者属寒；痛而胀者属气滞，痛而不胀者属瘀血、虚寒；痛而柔软者属虚，痛

而腹肌紧张者属实；痛而起包块者属寒凝气结；痛而冷者属寒，痛而热者属热或瘀血。

3. 对胀满的诊察： 胃脘满闷而外形不大者为痞，属寒热夹杂；外形胀大属气滞；有压痛者属实，按之如坚盘成块者属寒痰；全腹胀满属脾胃气滞；小腹自感胀满而外形不胀大者属瘀血；小腹胀大属下焦寒凝气滞；少腹一侧拘急微胀属肝气郁结；小腹满而小便不利属膀胱气滞；胁下、脐一侧胀满均属肝气郁结；腹满不减者属实，腹满时减时剧属寒湿或虚寒；下午至前半夜胀满属脾肾虚寒，昼夜均胀满属实热；生气后胀满加重属肝气郁结；刮风天腹胀满属风邪入里，阴天前腹胀晴天后好转属湿。

4. 对腹肌紧张度的诊察： 腹部按之软而薄者属虚，紧硬而厚者属痰湿；腹部有条索或成片较硬属寒、瘀；小腹按之紧张属瘀血或寒凝；上腹紧张多属气滞。

5. 对腹部冷热的诊察： 按之发热属积滞、痰湿、食积；按之冷者属寒；小腹灼热属肾虚湿热；胁下灼热属阴虚血瘀。

6. 对腹部包块的诊察： 坚硬不移者属瘀血；柔软不移者属痰湿；时隐时现者属寒凝气滞。

第三节　经络诊察触诊练习

经络诊察触诊对于医者手指的触觉要求较高，经络异常的变化根据不同的经络组织结构改变，可分为经络缝隙内气血变化和经络缝隙组织结构变化。包括皮肤、筋骨、肌肉、神经等纤维组织成分以及经络内气血津液等组织液运行障碍所形成的异常反应，这些异常变化大多为细微隐匿的，需要一定的触觉辨识能力。这就需要学习者掌握一定的训练方法，提高手指的触觉辨识度。在教学中我们发现盲生的触觉相当灵敏。正常人手指的触觉绝对阈限值为 2.2mm；而通过长期摸读盲文训练的盲生手指触觉的绝对阈限可达到 1.5mm，个别者竟可达到 1mm。这就是盲生在掌握经络诊察方面存在的优势。普通人可以通过专业触诊训练，提高触觉灵敏度，以便更好地掌握经络诊察技术。

一、手指的触觉辨识练习

练习时要避免视觉的干扰，需蒙上双眼，或者将练习材料装入容器内进行训练。

（一）辨别材料的质地练习

1. 采用各种大小、式样、质地各异的物品，比如小块的布料进行同质比对，将相同材质物品进行归类，提高手指对质地的敏感度，例如材料的致密程度、软硬度、细腻和粗糙等。物品的外形要便于抓握，材料要多样，经常变换。

2. 辨认麻将、纸币、硬币，此时需要对牌面或者硬币、纸币表面的文字性特征进行辨识，可提高手指对于形状的敏感度。

（二）精细触觉练习

通过前期较大物品的触摸训练之后，可开始进行较小物品的触摸练习，一般采用数豆子的办法。这是触觉训练的高级阶段，需要循序渐进。从数大的云豆开始，再慢慢改用较小的黄豆、绿豆，最后可以练习数小米。此时，基本可以达到辨认经络细微异常的水平。

训练后期还可以在线绳、石子、小米等不同形状、材质的物品之上放置塑料膜或者薄棉布，练习隔物识认，进一步提高手指的辨识能力。

（三）骨骼、肌肉触诊练习

先在骨骼标本上练习，然后在人体上练习，由简单到复杂。以《正常人体解剖学》为学习大纲，熟练掌握人体解剖构造，为经络结构的识认打好基础。

1. 骨骼

四肢：主要练习触摸四肢部骨骼的骨性标志、骨骼间缝隙、体表轮廓。

躯干：主要练习触摸棘突间隙、肋间隙及棘突的位置排序。

头面：主要练习触摸头面部骨骼的骨性标志、骨骼上孔洞缝隙。

进行骨骼的触摸练习时，建议按照经络在体表的循行分布顺序操作。从近端向远端，依次触摸骨骼的形状，相互位置关系。活动关节，体会骨骼间缝隙的改变，从而在大脑中形成整体的、动态的骨骼模型。

2. 肌肉：主要练习触摸肌肉的体表轮廓、肌肉间缝隙。

肌肉的触摸练习应按照经络在体表的循行分布顺序操作，从远端向近端操作。如沿着上肢外侧前缘大肠经循行线，从食指向头面方向，依次触摸拇长伸肌腱、拇短伸肌腱、桡侧腕长伸肌、桡侧腕短伸肌、肱桡肌、肱肌、喙肱肌、肱三头肌。主要触摸肌肉边缘之间构成的缝隙，做到能触摸识认出缝隙的大小、走向、深浅等内容。

需要注意的是，练习时宜分组进行，定期交换模特。不同性别和体型的模特，骨骼的大小轮廓、肌肉的软硬及张力、缝隙宽度均有不同，练习者手下所感受到的信息也不尽相同。所以通过尽量多的接触不同类型模特，不断强化练习以提高练习者触摸识别的能力。

二、经络结构及异常辨识练习

（一）经络缝隙

1. 在解剖标本上识认经络缝隙：若要感受到明确的经络结构，必须要明确缝隙的位置和走向，由于经络缝隙受皮肤、皮下组织及关节周围韧带、肌腱的影响，所以要先在解剖标本上标注缝隙。

2. 在真实人体上识认经络缝隙：在标本上确定缝隙后，进行真人缝隙摸认练习。按照难易程度，先进行上肢练习，然后下肢，再进行背腰部、胸腹部练习，最后进行头部经络缝隙的摸认练习。

（二）经络异常

识别经络缝隙中的异常主要依靠推拿师双手灵敏的触觉，包括手掌、手指以及手背，分别感知经络不同层次和不同性质的异常反应。一般情况下，手指末梢触觉感受器分布较多，精细触觉最为敏感，而掌背侧皮肤温度觉更加敏感。特殊情况下还可以借助按摩棒或者刮痧板等器具辅助。

1. 拇指感知法：以拇指指腹或者桡侧偏锋沿经络缝隙平行滑动。多用于上肢、下肢部经络诊察。（图 3-40）

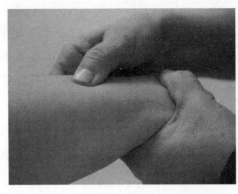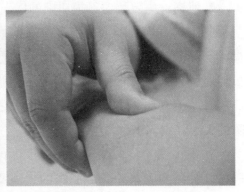

图 3-40　拇指感知法

2. 食指感知法： 以食指指腹沿经络缝隙平行或垂直滑动。多用于较细小经络缝隙诊察或者相邻经络缝隙辨别识认。（图 3-41）

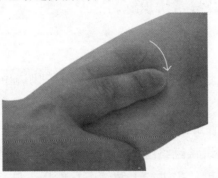

图 3-41　食指感知法

3. 多指感知法： 以食、中、无名指及小指指腹沿经络缝隙或者筋骨间隙平行滑动。多用于较大面积、较深层次（背部、腹部）的经络诊察，或者胸背部肋间隙异常诊察。（图 3-42）

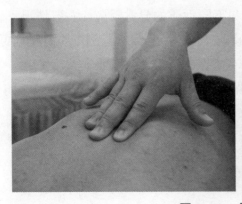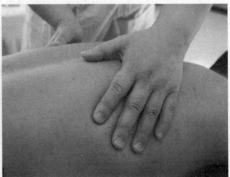

图 3-42　多指感知法

4. 手掌感知法：以整个手掌按压感知经络状态，多用于腹部、腰背部以及臀部等较大区域深层经脉的诊察。（图 3-43）

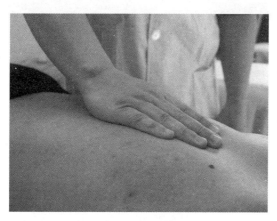

图 3-43　手掌感知法

5. 掌背感知法：以掌背部温度觉比较灵敏，多用掌背部感知人体各部的温度、湿度变化，如寒凉、温热、潮湿等异常变化。（图 3-44）

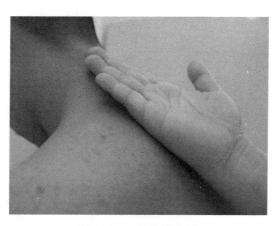

图 3-44　掌背感知法

6. 器具辅助法：以刮痧板可以感知手指难以深入的部位，比如眼周、掌骨缝隙等细小部位（图 3-45），以按摩棒等较长器具可以感知较大区域的紧张度，如背脊筋膜结节、条索等。

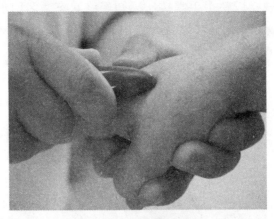

图 3-45 按摩棒感知法

第四节 经络诊察流程训练

一、全身练习

根据推拿临证具体病症情况，采取灵活、高效的诊察流程。初诊时可以分别从坐位、仰卧位或者俯卧位操作开始，虽然诊察流程略有不同，但都需要进行全身细致的经络诊察，以防漏诊及延误病情。

1. 以坐位开始诊察流程

坐位：上肢→下肢→头部。

仰卧位：胸腹部。

俯卧位：背腰部→下肢后侧。

适合于行动自如的初诊患者，常与问诊结合进行。颈肩痛患者常采用此体位与推拿治疗结合进行。

2. 以仰卧位开始诊察流程

仰卧位：上肢→下肢→头部→胸腹部。

俯卧：背腰部→下肢后侧。

适用于虚弱或者有伤痛不能久坐的初诊患者，内科病常采用此体位与推拿治疗结合进行。

3. 以俯卧位开始诊察流程

俯卧位：背腰部→下肢后侧。

仰卧位：上肢→下肢→头部→胸腹部。

适用于诊治颈肩腰腿患者，常采用此体位与推拿治疗结合进行。

二、分段练习

在推拿治疗疗程期间，常常需要做局部诊察，用以观察对比经络状态的改变。此时需要节约时间，常采用分段诊察的方法。

1. 呼吸系统病患

手三阴经前臂部→手三阳经前臂部→胸骨段→背部胸 1 ～ 7 段→足太阳经头部。

2. 消化系统病患

手太阴、手阳明经前臂部→足太阴、足阳明经小腿部→胃脘部、腹部→背部胸 8 ～腰 2 段。

3. 心血管系统病患

手少阴、手厥阴经前臂部→胸部→背部胸 1 ～ 7 段。

4. 泌尿生殖系统

足三阴经小腿部→小腹部→背部腰骶段。

5. 颈肩腰腿痛

头部→手三阳经前臂部→背部脊柱及足太阳经→足三阳经小腿部。

临床病症纷繁多变，经络体系组成复杂，相互之间的联系路径很多，临证时经络诊察需要整体与部分结合运用，在反复实践中逐渐提高经络诊察的准确度和操作效率。

第四章　经络辨析的方法

导学：本章需解决的问题是：如何将经络异常与病因病机进行对接，以及经络辨析的概念及意义。

推拿治疗与针灸治疗非常相似，是以各种手法技法为治疗手段，通过调整各条经络的气化功能，以达到改善脏腑气血状态和提高经络平衡能力的目的。经络腧穴的特性不像中药或方剂有发汗、利尿、通便、祛痰、固涩、补阳、补阴等特异作用，而是通过手法技法调节经络气化的状态，影响本经及本经所连属、联系的脏（或腑）、器官和组织，从而对相关脏腑产生类似中药方剂的或补、或泻、或温、或清、或升、或降、或疏、或调的治疗作用。运用经络医学理论可以形成严谨清晰的经络辨析思维，有效指导推拿临床的认症、辨经和选经等，提高治疗的针对性和有效性。

例如，临床上发现很多病患均在手太阴肺经循行处出现异常，但是手太阴肺经和五脏六腑的联系很广泛，由于肺主一身之气，和五脏六腑都有密切关系，所以在手太阴肺经循行处出现异常不一定是肺和气管的问题，也有可能是大肠出现了问题，比如痔疮患者常常会在孔最穴处出现结块。也有可能是泌尿系统的疾病，如癃闭、尿失禁患者可在列缺、太渊一段出现结络或松弛。长时间肩关节前部软组织劳损患者，也可以出现同侧太渊穴至列缺穴一段的肌肉松软现象。所以，要准确地进行经络辨析，必须要结合患者的具体症状，理清经脉异常与症状之间的联系，从而准确判断病属何经及病变转归的路径，这就是经络辨析的环节。

通过前面对经络结构、生理功能、诊察方法的学习，初步了解了如何根据诊察掌握经络的功能状态。人体经络系统网络周身，疾病症候表现非常庞杂，临证时首先需要明确经络辨析的思路，以及辨析的具体方法和步骤。经过大量临床实践总结，在推拿临床经络辨析时需要遵循以下三个原则：

第一，以主症为线索，展开症候分析。

第二，分经与分部结合进行经络辨析。

第三，结合相关经脉进行辨析佐证。

根据以上原则，可以在面对临床复杂病症时，分清主次，全面有序地分析病症，确定病机，形成严谨的推拿临床思维。如此才可不受病症表象的牵制，头痛治头，脚痛治脚。下面就依据这些原则，结合临床实例介绍临床辨经分析的方法和步骤。

第一节　症候特性及总结方法

推拿临床首先采集到的是病患的各种病症表现，症候分析是从一个个外在表现的"症"的特性开始的，由表及里探寻疾病内在的病机联系。下面结合推拿临床常见的各种病症对症候特性进行详细解析。

一、症候特性

临床中能够被患者或医者感受和觉察到的"症"，只是机体病变反映的表象，医生无法对"症"进行辨证。对"症"的分析，主要从症的确定性和症的联系性两方面进行。

（一）症的确定性

中医对于病症的判断，是通过外在的病症所牵连的脏、腑、经脉、组织、器官，通过症候存在的空间（部位）、时间、性质等不同的特性表现总结而来。症的确定性可以从四个方面进行描述。

1. 空间（部位）： 即症候发生的具体部位。症候发生的部位以及部位的转移变化都可以提示病变本质。推拿临床所见病症大部分具备明确的空间特性，比如伤科各病症的疼痛症状，都会有确定的疼痛位置，或者是牵扯影响到固定范围。比如腰椎间盘突出症，多在腰骶部椎间隙及棘突两侧出现明显疼痛，压迫严重者可出现疼痛向患侧一侧或双侧下肢放射，这种疼痛特征是椎间盘突出症诊断的主要依据。

2. 时间： 即症候的出现时间、维持时间、缓解时间。如咳嗽在每晚9～10点发作，多属手厥阴心包经气机郁结；凌晨2～3点发作，则为手太阴肺经的病变。根据经络气血流注时间，结合疾病的发作时间及特征，再与经络诊察相对接，对疑难病症的起因、病灶和病机的辨析有着重要的提示作用。

3. 程度： 即病症造成的痛苦程度及缓急，可以提示病症产生的病机。如偶尔腹泻 1 次有可能是饮食不节，若常年腹泻则多属太阴运化升清功能衰弱；腰痛隐隐多为腰肌劳损，若疼痛剧烈不能行走，多提示有筋骨错位；体若燔炭、日晡发热、低热虽均为发热，但发热程度不同，病机亦各不相同，中医内科学对此有明确解析。

4. 性质： 即症候所造成痛苦的类别（如疼、酸、麻、木、胀、肿、凉、热、拘急、弛缓、怠惰等），以及机体各种正常功能被破坏而出现的情况，如尿频、尿闭、腹泻、便秘、汗出、无汗等，均是分析病机的重要依据。

（二）症的联系性

临床显示，"症"大多都是"成对"出现的，一般为两个或两个以上，相互联系。"症"和"症"之间产生联系的方式主要有两种，一种是由于一个症的发生引动机体经络系统与之抗衡而出现反应，比如"发热"与"汗出"，发热是因机体阳气偏盛，郁闭不出，"汗出"恰恰是机体经络平衡机制对抗"发热"而出现的"症"，这种联系直接反映了机体正邪交争的状态。另一种则是原发的"症"影响机体气机，产生的脏腑、组织、器官失调而继发的表象。例如外感风寒束表出现恶寒、头项强痛一组症候，恶寒是机体卫阳之气被邪气阻碍不能宣散于表所致，头项强痛则是邪气与卫阳交争郁滞于头项部所引发的继发症状。

依据症的确定性和各症的联系、组合，以中医理论为指导，建立起来的"证"的概念，更能说明各"症"的来龙去脉及相互之间的关系。"症"的某种内在本质——"证"才是认识疾病、确定病机的可靠依据，并能为其后的治疗和疾病的转归所证实。症和症之间的联系组合成为症候结构，主要形式有以下几种：

1. 并列联系： 症与症之间在病机层面属于同一层次，不存在从属关系，如《伤寒论》桂枝汤证："太阳病，头痛发热，汗出恶风，桂枝汤主之。"此条提纲证以"发热—汗出"为主要症候结构，反映了太阳中风"风邪伤表，荣卫失和"的基本病机。"发热—汗出"即为并列关系。

2. 因果联系： 乙症是由甲症的存在而派生出来的，早出现的甲症状引起人体经络系统对此症的调节，导致乙症状的出现。在上一条桂枝汤证中，发热与汗出为并列关系，而头痛则是由发热而致，恶风则由汗出而致，故"发热—头痛"、"汗出—恶风"两组症候结构属于因果关系。

3. 递进联系： 症与症之间存在时间先后顺序，说明病机发生进一步变化，比如白虎汤证："口渴—多饮"，为因果关系，"口渴、多饮—尿少"则表示气化不足，"口渴、多饮、尿少—浮肿"，则在气化不足的病机基础上，又出现湿邪内停的进展，表明疾病进一步发展，即为递进关系。

初学者要重点明确分析主症的特性，将主症及其主要兼症之间的联系辨析清楚，从而将症候结构明确下来，为下一步辨经做好准备。通过长时间的临床实践，发现症候具有更为复杂的特性，如在某些特殊病症中，症候的确定性会被打破，出现"虚实夹杂""寒热错杂"的复杂情况，在此不做讨论。

二、总结症候特性的方法

（一）系统学习临床专科知识

1. 内科： "中医内科学"是研究内科常见疾病病因、病机、诊断、辨证、治疗、调护规律的一门临床学科，是中医基础理论课与临床学科的桥梁课，实际上也是其他临床学科的基础。中医内科学中的疾病包括肺系、心系、脑系、脾胃、肝胆、肾系、气血津液、经络肢体等多种病证，具体研究内容包括病症名、历史沿革、病因病机、诊断与鉴别诊断、辨证要点、治疗原则、分证论治、预后与调护。

2. 伤科： "中医伤科学"是中医学的重要组成部分，是研究防治皮肉、筋骨、气血、经络、脏腑损伤疾患的一门科学。历史上称为金镞、正体、正骨科等。具体研究内容包括伤科疾病的发病特点、病因病理、诊断治疗、功能锻炼，系统论述了四肢部和脊柱部常见筋伤疾病和骨错缝疾病的按摩治疗方法。

3. 妇科： "中医妇科学"是研究女性生理病理特点和防治女性特有疾病的一门临床学科。女性在脏器方面有胞宫，在生理上有月经、胎孕、产育和哺乳等特有的功能，必然在病理上就会发生经、带、胎、产、杂症等特有的疾病。中医妇科学的研究范围，包括月经不调、崩漏、带下、子嗣、临产、产后、乳疾、癥瘕、前阴诸疾及杂病等项。

4. 儿科： "中医儿科学"是研究从胎儿到青少年时期的生长发育、生理病理、喂养保健以及各类疾病预防治疗的临床学科。中医儿科体系是在明清时期完善形成的独特学科，但是吸取了明清之前的历代中医的丰富的临床实践经验，尤其是推拿作为主要治疗手段最为具有特色。

在推拿临床实践中，疾病的种类非常丰富，除以上各科之外，还有诸如青少年近视、儿童弱视、耳聋耳鸣、过敏性鼻炎、咽喉肿痛、牛皮癣、疱疹等五官科、皮肤科疾患都很常见。对于专科病症，不仅需要脏腑经络一体化的理念，也需要针对专科系统知识的学习和总结，更加全面精准深刻地认识各科疾病的发展规律和发病特征。只有通过专业系统地学习，在病症分析时，才能保证临证思维的严谨缜密，避免出现漏诊而延误疾病。系统全面地学习临床各科的基础知识与及时更新临床进展，了解必要的实验室和专科检查手段，是临床推拿医生应当具备的基本素养。

（二）研读中医经典医籍

历代医家对症候特性的认识有很多，并且总结了很多经验。通过对古典医籍的学习，可以系统地学习和掌握症候特性的知识。

1.《内经》中的经络病候：经络系统组成复杂，各部分结构功能特异，各有主病。经脉主病、络脉病症、经筋病症等均详载于《灵枢·经脉》《灵枢·经筋》等篇目当中。详细学习这些经典内容并与经络气化理论相互联系，有助于快速识认症候，提高辨经的准确性。如推拿临床常见头项部僵硬不舒的患者，颈项部放松依然不能缓解，此时可以诊察患者足部太阳经筋，常可发现足外侧小脚趾一段肌肉僵硬疼痛。从《灵枢·经筋》足太阳经筋病"其病小指（趾）支跟肿痛，腘挛，脊反折，项筋急，肩不举，腋支缺盆中纽痛，不可左右摇"的记载中可以找到辨析根据。

2.《伤寒论》中的经络病候：《伤寒论》沿袭《内经》六经病，详细辨析了太阳、阳明、少阳、太阴、少阴、厥阴的提纲证，可以帮助我们理清六经传变的病机线索，透过症状表象准确快速确定病变层次。《伤寒论》在症候分析中，更加具有特异性。比如临证遇见偏头痛患者出现下午 5 点定时发作，治疗后头痛时间提前到下午 3 点，之后又变为晚上 8 点，根据《伤寒论》六经欲解时的理论，下午 3 点至晚上 9 点为阳明欲解时，本病应与阳明经气化有密切联系，以此为依据，选择阳明、少阳经推拿治愈。

3.《温病条辨》中的经络病候：中医温病学派提出了三焦辨证与卫气营血辨证的理论，从纵横两方面，综合了温热病的传变规律，可以使我们对经络症候的认识更加全面。

古典医籍中蕴含的症候辨识思维和症候总结在很多的经典著作中有大量的记载和阐述，比较突出的文献还有《诸病源候论》《三因极一病证方论》

《类经》等。

（三）临床实践

医学理论总是滞后于临床实践，要真正认识病症的特点还需要深入的临床实践。在临证时不可能看到症状完全相同的病人，虽然各类病症在发病特点上有时间、部位、性质等相同的规律，但仔细观察每一个病人又各有差异。所以《灵枢·九针十二原》曰："皮肉筋脉，各有所处。病各有所宜，各不同形，各以任其所宜。"

而现代临床实践又与古代不同，对病症的认识还要结合现代医学的认识。现代中医有根据呼吸、消化、心血管、泌尿、生殖、神经系统等分类划分症候的思维习惯，同时参考实验室和影像学的检查，明确诊断，这是当代临床中医对症候结构分析更加精细化的一大优势，对于准确把握疾病的特性，提高诊断水平有极大的帮助。

本书将推拿临床常见的症候表现进行归纳，总结为 30 个常见病主症表现与经络异常，列于附篇二，供初学者参考。

第二节　症候分析

症候分析多从主症分析入手，进而确定主症及与其关系密切的相关症候，最后进行整合，形成"证"的概念。初学者按此思维程序结合经络诊察进行训练，不仅在临证时能得心应手，对病症的认识也会更加深刻清晰。

一、捕捉主症

主症常常是主诉的第一个症状，是患者要求首先解决的痛苦。主症有时不是很显现，要通过分析、挖掘、搜寻才能找到。临床可以从两个方面对主症进行捕捉和确定，下面以胃脘痛为例说明。

1. 确定主症： 对主症的部位、程度、属性、趋势进行捕捉。如主症是胃脘痛，首先要寻找痛在上脘、中脘、下脘、脐旁、脐下、少腹等部位差异，疼痛部位的差异直接影响经脉所属的判断。如痛在心下可以判断是肝、胃、心三个脏的问题，要通过诊察足厥阴肝经、手少阴心经及足阳明胃经进行证实；痛在脐上是脾和小肠的问题，要通过诊察足太阴脾经、手太阳小肠经进行证实；痛牵连脐下则可能是肝、肾、膀胱、胞宫的问题，需要通过诊察足厥阴肝经、足少阴肾经、足太阳膀胱经和任脉进一步确诊。其次要询问疼痛的程度是轻、重、阵发、缓发等；再次要询问疼痛性质，如绞痛、刺痛、钝痛，是否有喜暖、喜凉，或疼痛在饭前、饭后等有不同，此外还要追问疼痛是日渐加剧，还是日渐缓解，以及治疗前后的变化，等等。

2. 搜寻与主症相联系的症状：胃脘痛可以引发机体一系列反应与主症一起出现，如出现"不能食，食则加剧"则可以判断病位在胃，病性为实，经络诊察可见胃脘部硬疼；如出现"能食，食则缓解"则说明为脾病，病性多虚，经络诊察见胃脘部多空虚。此外，还有一些并列关系的症候也对判断病机有意义，如"胃脘痛，痛连脊背"属于胃脘部有瘀血，按之刺痛；"胃脘痛，痛则呕吐，吐后痛减"属于食滞胃脘，按之可见胃脘部饱满，且胃经小腿部经脉多结块；"胃脘痛伴反酸"则属于木郁乘土，肝气犯胃，经络诊察除胃经异常，还可发现肝经缝隙狭窄等。

二、展开群症

主症确定之后，基本上能确定主症的病机指向哪几个脏腑或哪几条经脉，这时要围绕主症将与主症有直接联系的兼症收集起来。如前举例胃脘痛一症：如兼反酸、胁痛，属肝胃不和；如兼呃逆，则属胃气上逆；如为胸闷、腹胀，则属脾虚不运。再如发热，如伴有汗出、口渴、尿黄一组兼症，属热盛；伴不渴，属阳虚；伴小便清长，属肾阳虚。

展开各症时，要注意各症出现的时间顺序和联系，以及各症的程度和变化。如胃痛、吞酸的有无和轻重，呃逆的频、疏和声音强弱，有无腹胀、胁胀，大便的秘结或稀溏，以及舌脉，等等。展开群症阶段还可复查一下主症是否属实。

另外，需注意兼症不包含宿疾重发，如胃痛患者，原有肺脾气虚，此时又发咳嗽，咳嗽就不属于胃痛的兼症。所以宿疾重发的情况以及治疗过程也应全面记录，总之要把全部症候异常一一罗列清楚，尽可能把症搜集全，才能保证认识的全面性。

三、整合群症

任何症候都分属某几条经脉及脏腑，整合群症就是把发生的症候按先后顺序及内在联系归纳分类，分析各症的内在联系和各种影响条件，把主症和与之密切联系的群症归属于相应的经脉、脏腑，进而把群症看作一个整体，建立起"症候结构"的概念。主要的思维过程有二。

1. 将属于同一病机来源的症进行合并，形成具有内在联系的症候结构。如咳嗽一症，《素问·咳论》曰："五脏六腑皆能令人咳，非独肺也。"如何判断咳嗽病证的病机属性，主要看其症候结构，如咳嗽伴恶风寒、流涕，属于手太阴经；如咳嗽伴腹胀、腹泻、乏力则属足太阴病；如咳嗽伴喘，动则喘甚，就属于足少阴病。

2. 将属于不同病机来源的症进行分析剥离。比较复杂的疾病往往间杂有两种或两种以上的病机过程，在整合群症时要将二者剥离出来。这种复杂病症的解析在推拿临床非常多见，我们常用解析方程的方法进行分析（详见第五章第二节）。

经过捕捉主症、展开群症和整合群症的思维整理，即可确定疾病属于何经，与前一节所做的经络诊察获得的经络异常信息进行对接，这就是病症分析的主要方法。在临床实践中经络诊察与症候分析不分主次先后，需要互相印证不断修正，得出更加符合病机本质的诊断结果。

第三节　辨经分析

一、辨经对接的概念

一般情况下，一组症候的出现都会有内在的"病机"，此时症候是标，引起该症候产生的病机是本，病机的存在不仅可以引发症候的出现，还会影响相应的气血运行，导致经络气化状态出现异常。病症、病机、病经三者之间确定关联性，从而揭示出病症的本质。这一过程就是辨经对接。

二、分经与分部结合的辨经原则

在辨经分析环节，存在分经和分部两大规律。二者要相互补充、参考，相互结合才能得出明确的结论。

（一）分经规律

十二经循行形成胸—手—头—足的流注循环，在四肢经络循行路线上存在明显的分经规律，这一规律与十二经腧穴的主治规律相吻合。所以通过四肢部的诊察可以初步得出病症的归经指向。比如呼吸系统的病症，在手太阴肺经前臂部常可发现明显的异常反应；心血管系统的病症，可出现手厥阴心包经上臂部和前臂部异常；而耳鸣耳聋的患者，在手足少阳经的前臂部和小腿部常常可以发现明显的结块、结络等异常。

（二）分部规律

在头面、胸腹、腰背部的经络路线出现的异常，常常表现出分部的规律。如背部腧穴的反应具有很强的节段性，如心脏病患可在胸椎第4-5-6一段、督脉的灵台至神道、背俞穴的厥阴俞、心俞、督俞都可出现异常反应，同时还可在任脉的胸部段出现压痛敏感，很多眼病者则常常反应在肝俞和筋缩这个节段，而胃病患者则可以在胃俞以及腹部胃脘部有明确的反应。

在辨经环节，分经分部结合的原则简单实用，容易理解，在具体应用的时候，可不分先后，根据具体的病情，反复诊察互参，对初步的经络诊察结果不断修正，提高诊断的准确度。尤其在疑难病症的辨析中，这条原则更具实用价值。例如第五章第三节焦虑恐惧症病例（案16）。

三、以相关经脉进行佐证

临床病症往往伴随许多相兼病症，在辨清主症的时间、空间、性质等特征，并确定病变经脉之后，还需要对主要兼症进行辨析，厘清它们与主症之间的关系以及联系路径，将复杂的病机剥离出来。这时就需要对相关经脉进行分析，从而对病经的辨析结果进行佐证。相关的经脉主要包括以下几类。

（一）同名经

手足同名经对经络气化具有显著的协同、增强作用。手足同名六经不仅在经络循行上相互衔接，在生理上密切相关，病理上也相互影响，如肝气郁结的患者，足厥阴经的异常比较突出，继续诊察手厥阴经，多可见到手厥阴同时存在严重的阻滞现象。同名经脉在辨析病机的环节是要首先考虑的。

（二）表里经

十二经有六对表里相合关系，所联系的脏腑亦阴阳表里相合，表里经在循行上相互接续，一阴一阳相交于四肢末端，经络联系路径非常明确，此外还经过络脉和经别的表里沟通得到进一步强化，使得表里经在病理联系上更加紧密。如对于"肺胀满"的咳喘患者，除了在手太阴肺经上有异常，手阳明大肠经也会有明显的反应，这也反映了肺与大肠之间升降相因、相反相成的表里关系。

（三）别通经

别通经脉在中医典籍中记录比较少，据传为孙思邈最早提出，又称"五脏穿凿"。别通经脉虽然在经络路径上未能找到明确联系，但在临床上是非常重要的一条联系路径，如很多鼻炎患者，不仅手太阴肺经异常突出，同时也能发现在头部足太阳膀胱经五处—通天一段增厚；冠心病患者多以胸闷憋气为主症，除了在手厥阴心包经上臂、前臂发现异常，还可在足阳明胃经小腿部路线出现缝隙狭窄、结块连片的表现。

（四）生克经

经脉之间的生克关系与脏腑之间的生克关系一致，如：心脾之间的相生关系，手少阴心经和足太阴脾经不仅存在经络循行上的接续，还可以通过经脉异常相互佐证。肝与肺之间的相克关系，同样存在手太阴肺经和足厥阴肝经之间经络的接续，在具体病症时，也会出现相关经脉异常。如心悸失眠患者，除了在手少阴心经循行路线上出现松软酸痛的异常之外，如果出现足太阴脾经缝隙变宽，肌肉松软，可以辨析为心脾两虚的病症。

（五）接续经

十二经脉的气血流注由肺经起始，逐经相传，止于肝经，完成一个循环，如此周而复始、如环无端。气血通过经脉的循环流注可周流全身，维持人体各部分的功能。相接续的经脉之间也存在着较为密切的生理病理关联。其流注次序是：从手太阴肺经开始，依次传至手阳明大肠经、足阳明胃经、足太阴脾经、手少阴心经、手太阳小肠经、足太阳膀胱经、足少阴肾经、手厥阴心包经、手少阳三焦经、足少阳胆经、足厥阴肝经，再回到手太阴肺经。以上顺序中每相关联的两条经脉均存在生理上的相关性，在诊察与治疗中都具有佐证互补的意义。

四、辨经对接的三种情况

临床充满复杂性，尤其是对病程长，综合了多重病因的疾病，辨经环节是具有较大难度的。临床辨经对接存在三种常见的情况。

（一）完全对接

病症、病经、病机完全吻合。例如，感冒咳嗽的患者，在经络诊察时可见到手太阴肺经、足太阴脾经、足阳明胃经、手阳明大肠经异常。一般情况下，辨经对接完全的病例病机比较单纯，治疗起来疗效较好。常见于新病、轻病以及儿童病症。如第五章第三节临床案例儿童咳嗽（案22）。

（二）不完全对接

在病症的特殊阶段，经络气化状态没有完全反映出疾病的病理变化，表现出病症与经络异常表现不完全相符的现象。临床常见的有两种情况，一类是邪气深伏体内，经气郁滞严重不能正常转输，此时病患的四肢远端经脉往往没有异常，但仔细诊察其头面、胸腹、背腰等病症局部，还是能够找到异常反应，为辨证找到可靠的依据。另一类是新旧两种性质不同的病症胶着在一起，两类疾病对气血的影响相互干扰，造成气化状态与症状不完全相符。此类病症应结合四诊对病机进行剖析剥离，厘清复杂病机之间的相互关系，以此为根据再分阶段进行经络调整。如第五章第三节临床案例偏头痛（案13）。

（三）经络疲劳

临床还可以遇到少部分患者，病症多，程度重，经络诊察却找不到明显异常，王居易教授称之为"经络疲劳"。究其原因多源于医者的失治、误治，如治疗刺激量过大，疗程过长，治疗方法不恰当等。或者长期服用某些药物，比如激素类、止痛药、抗抑郁症药物或吸毒等，这些因素对患者的经络系统造成严重的干扰或损坏，失去了正常反映病候的功能。这种状况会对治疗造成很大的障碍，影响疗效。

第五章　推拿临床思维训练

导学：在"问""察""辨""选""推"操作流程中建立推拿临床思维。

本章课程的学习是在中医整体观念指导下，研究诊察经络结构特点，了解人体经络脏腑气血运行状态，发现临床常见病症的经络异常改变，为推拿治疗提供线索和依据。本课程与中医基础学科及临床各科、见习实习环节均有密切联系，具有融合各科知识，建立并整合学生临床整体思维的作用。根据推拿临床实践的特点，诊疗流程包括"问、察、辨、选、推"五个环节，各环节既相对独立又密切联系，临床需要相互结合灵活运用。本章第一节和第二节重点讨论运用经络气化理论和经络诊察手段相结合进行病例信息分析思辨的训练内容；第三节属于临床实践阶段，呈现选择经脉进行推拿治疗的环节。

第一节　病例采集

本节主要包括问诊和经络诊察环节，"问""察"互参，既了解患者的主观感受（症状），又能够获得经络循行路线上的客观依据，全面客观地采集病例信息。

一、问：病例采集与整理

（一）病例格式

结合中医诊断问诊内容进行训练，培养学生抓主症，围绕主症进行病症信息搜集整理的能力。经过问诊将病症的主要信息采集整理成如下病例格式。

经络辨析案例格式

编号：　　年　　月　　日

病例问诊	姓名	性别	年龄	职业
	主诉及病史：			
经络诊察	经络异常：			
辨经对接	病症表现		经脉异常	
选经治疗				
疗效				

（二）训练要求

1. 小组协作式学习：利用课堂及课下相结合的方法，每周布置 1～2 例病例收集作业，培养学生主动收集整理信息资料的学习习惯。教师定期点评学生案例作业，对较好的病例作业进行展示分享，促使学生自主学习能力逐渐提升。经过 20～30 次的病例整理，学生基本能够较为顺利地完成临床病症采集和整理工作，为症候与经络辨析对接打好基础。

2. 自主讨论：病症采集过程虽然是学生接触病例的第一步，但是在学生临床思维训练中却是极为关键的一步，在此过程中一定要避免机械化思维，在采集到完整信息和基本经络诊察之后，要充分听取学生意见，学生对病例的争论与思考是启动临床思维的原动力。

二、察：经络诊察流程训练

教学中可根据临床常见的病症类型，采取两种诊察流程，根据具体情况灵活应用。学生在教学实习中，常常与推拿治疗过程结合应用。训练时可以预约真实病例进入课堂，同学之间也可以互相察经练习。

（一）训练流程

1. 四肢部—头面、胸腹、背腰部流程：即按照先四肢部后头面、胸腹、背腰部的顺序进行诊察训练。引导患者采取坐位—仰卧位—俯卧位的体位配合诊察。

2. 背腰、头面、胸腹部—四肢部流程：即按照先背腰部，而后头面、胸腹部，最后四肢部的顺序进行诊察训练。引导患者采取俯卧位—仰卧位的体位配合诊察。

（二）训练要求

1. 案例教学：采用真实案例是整合经络理论和经络诊察实践最佳途径，学生在真实情境下能够更深刻理解经络气化功能在疾病过程中的表现形式，在反复实践和修正过程中掌握经络诊察的运用方法。筛选案例要掌握启发性、客观性和典型性的原则。教学中教师选取的案例应从单纯病症开始，保证每个阶段案例难度的恒定性。当学生们掌握了简单病症的分析方法和思维流程之后，再加大病案的难度。同时在案例教学中教师要发挥主导作用，启发诱导学生的思维，增强学生的参与意识，促进学生积极思考，锻炼学生的思维能力。

2. 小组学习：对同一患者的诊察要安排组内学生轮流交替练习，体会经络异常的客观状态，排除个人主观因素对经络诊察结果产生干扰。在训练的初期，要留给学生充足的时间，反复诊察和分析，教师不要急于给出答案。教学实践表明，经过10多次反复训练，学生们的思维才能逐渐成熟，分析病例的速度也能够加快许多。

3. 分阶段训练：训练要由简单到复杂，由浅入深分阶段进行，由于临床病例的选取和观察受客观条件影响较大。一般而言新发的、急性病症比较简单，儿童病症比成人病症单纯，在分阶段训练时可根据这一规律筛选案例进行教学。

第二节 思维训练案例 30 例

推拿临床思维更需要结合实践案例进行，根据在校学生以及初学者的思维特点，一般从单纯病机的案例训练开始，逐渐过渡到复杂案例。学生的学习实践活动也可以由课堂扩展到见习和实习门诊，在教师指导下独立接诊，解决临床案例。以下教学案例可以反映出学生思辨能力逐渐提升的过程。为方便教学将 30 个案例整体排序。

一、单纯病机案例诊察辨析

一般情况下病机单纯的案例，患者的经络气化状态的改变与临床症状表现是一致的，这就为我们通过经络诊察了解患者经络状态提供了客观条件。以下 17 例符合单纯病机条件的案例，可供教学使用。

（一）太阳经案例

案例 1：面部抽搐

赵某，女，46 岁。

病情陈述：在开会时吹空调受凉出现右眼及右侧面部疼痛抽搐，追问其病史已有多年。右侧腰椎间盘突出症病史 3 年。刻下症：右侧面部抽搐疼痛，伴随右侧偏头痛，舌红，苔薄。

经络诊察：右侧足太阳经内眼角及攒竹穴至五处、通天穴一段僵硬增厚，压痛明显。

案例辨析：患者本次病发于寒邪袭面，表明太阳经气化功能较弱，经络诊察可见左侧手足太阳经经脉出现僵硬、增厚、结块。追问此症得之已久，故太阳经卫阳不足乃机体内在发病机制。经络推拿治疗对应太阳经脉后，不但眼目抽搐疼痛病症缓解，甚至多年腰腿疼痛症状亦得缓解。追加诊察发现患者左侧颈项、腰背部僵硬明显，加之有 3 年的腰椎间盘突出症病史，可以清晰地推断出该患者足太阳经脉气化异常，引起"眼""头项""腰尻""腿后侧"经筋失其卫气温煦而致拘急不利的症候表现，此案例病因明确，病机单纯，符合太阳经筋病症的特征。（表 5-1）

表 5-1　面部抽搐案例主症、经络诊察与辨经分析

主症	主要经络异常表现	病机
右侧面部抽搐	右侧足太阳经内眼角及攒竹穴至五处、通天穴一段僵硬增厚，压痛明显	寒凝太阳，右侧太阳经筋拘急
右侧腰腿疼痛		

案例 2：落枕

女，40 岁。

病情陈述：左侧头项部疼痛不能转侧 3 天。3 天前感觉头项部受寒，出现头痛，左侧后枕部尤甚。刻下症：头痛剧烈难忍，用手托持左侧头项部而来就诊，不能转头转身，转头时感觉有一根筋拉扯到后枕部。

经络诊察：后枕部肿胀，尤其是左侧玉枕穴处。左侧颈部膀胱经上段有明显肿胀硬块，触摸时疼痛难忍。同时左侧耳后也有肿胀疼痛。左侧足太阳膀胱经至阴—京骨穴一段强压痛，手下触诊有泥沙样异常。

案例辨析：本案为太阳经筋病症，因受寒引起太阳经筋拘急不利，致使后项部出现严重的牵扯疼痛。因常规伤科推拿手法治疗效果不佳，接诊医生应用经络诊察发现同侧足太阳膀胱经足部经脉出现明显异常，可见病症虽然表现在头项部，但是经筋的拘急却牵连到患者足部，属于典型的足太阳经筋病症。（表 5-2）

表 5-2　落枕案例主症、经络诊察与辨经分析

主症	主要经络异常表现	病机
左侧后枕部疼痛，不能转侧低头	左侧后枕部肿胀，左足太阳膀胱经至阴—京骨穴处强压痛，手下有泥沙样感觉	寒凝太阳，左侧太阳经筋拘急

注：此案在经络诊察时发现足太阳膀胱经足部出现明显异常，后期在左足部进行推拿治疗获得速效，产生了令医患双方都感到意外的"头痛治脚"的神奇效果。

（二）少阳经案例

案例 3：右侧眼角流泪

李某，女，36 岁。

病情陈述：患者 2 胎产后，出现右侧眼角流泪，平时总感觉右眼角潮湿，遇冷空气、迎风则流泪加重。去医院眼科检查：左眼无泪道，右眼泪道正常。行泪道冲洗术，并滴眼药水 2 周，无效，故来就诊。刻下症：右眼角流清泪，无黏着感。无其他明显症状，脉弦细，舌淡红苔薄。

经络诊察：右侧足少阳经异常明显，足临泣穴处增厚疼痛，阳陵泉穴以下 5 寸一段僵硬压痛，手少阳经支沟穴有硬结。右侧颞部可触及多个条索状异常。

案例辨析：患者主症为右侧眼角流泪，在医院进行眼科泪道检查，却发

现没有左侧泪道，右侧泪道未见异常，按道理来讲应该左眼流泪才符合检查结果，为何反而是右眼流泪？通过经络诊察发现患者右侧足少阳胆经从头到脚都有非常明显的异常反应，可见右侧眼角流泪的症状与经脉异常完全相符。（表5-3）

表5-3　眼角流泪案例主症、经络诊察与辨经分析

主症	主要经络异常表现	病机
右侧眼角流泪	右侧足少阳经异常明显，足临泣穴增厚疼痛，阳陵泉穴以下5寸一段僵硬压痛，手少阳经支沟穴有硬结。右侧颞部可触及多个条索状异常	右侧少阳经气机郁结

注：本案从调整患者右侧足少阳胆经入手治疗取得速效。可见根据经络诊察所见判断为右侧少阳经气机郁结的辨经方向是正确的。

案例4：颈椎病

刘某，男，27岁。

病情陈述：近4年来自觉双侧下颌部胀满，转头时颈项部有明显牵扯感。医院诊断为"颈椎病"，予以理疗及推拿治疗，每次理疗及推拿后胀满感有短暂缓解，但疗效不能持久。刻下症：下颌部转侧不适，饮食、二便、睡眠等未有明显异常，舌红苔白腻，脉沉弦。

经络诊察：手足少阳经异常明显且有强压痛，外关至四渎穴一段胀满，可触及较硬结块，悬钟至阳陵泉穴一段缝隙不清，紧张度增高。

案例辨析：本案主症为患者自觉双下颌胀满，采用理疗和颈肩部推拿治疗3年多，一直未有满意疗效。在经络诊察时发现患者手足少阳经郁结非常严重，可见之前的推拿治疗仅仅选择颈项部位是不正确的，没有针对少阳经气血瘀结的病机。遂选择少阳经作为主要治疗经脉，疏通少阳郁滞，在经脉气机受阻的病理状态得到改善的同时，患者面部、下颌部、颈部等少阳经所过之处的气血循环被激活，多年痼疾竟在一次治疗后获得显效。（表5-4）

表5-4　颈椎病案例主症、经络诊察与辨经分析

主症	主要经络异常表现	病机
颈部胀满不舒，左右转侧不利	手足少阳经异常明显且有强压痛，外关至四渎穴一段胀满，可触及较硬结块，悬钟至阳陵泉穴一段缝隙不清，紧张度增高	少阳经气机郁结

案例 5：前臂骨折不愈合

潘某，女，8 岁。

病情陈述：右侧前臂骨折 82 天不愈合。患者 2 个多月前外伤导致前臂桡尺骨中段骨折，医院予复位夹板固定，嘱在家休养近 3 个月。两天前医院拍 X 线片显示，骨折处不愈合。刻下症：患肢固定，食欲不振，二便、睡眠等未有明显异常，舌红苔白，脉细弱。

经络诊察：右臂固定，未察。左侧手少阳经前臂中段有一明显裂隙状反应，位置基本与患肢对称。左侧手太阴尺泽穴处硬结，双侧足阳明经小腿下段较多结块。

案例辨析：本案主症为右前臂骨折不愈合，在经络诊察时却发现，左上肢前臂部经络在骨折相应位置出现对应性异常反应，这个特殊现象显示出人体左右侧经络相互联系、相互影响，给推拿临床治疗提供了新的治疗思路。另外患者脾胃功能差，太阴、阳明经异常表明患者的营养吸收存在障碍，是骨折后不愈合的内在原因。（表 5-5）

表 5-5　前臂骨折案例主症、经络诊察与辨经分析

主症	主要经络异常表现	病机
右侧桡尺骨骨折不愈合	左侧手少阳经异常（中段有一明显裂隙）	手少阳经络气血阻断
食欲不振	左侧手太阴尺泽硬结，双侧足阳明经小腿下段较多结块，右臂未察	太阴运化功能弱

注：患者在推拿治疗 4 次（2 周）后，去医院检查骨折已愈合。再次检查左侧手少阳经裂隙状反应已完全消除。

（三）阳明经案例

案例 6：踝扭伤和牙龈寒凉

某女，57 岁。

病情陈述：1 年前左脚崴伤，之后不久出现左侧上牙龈寒凉感，阴天明显。刻下症：左脚踝屈伸受限，行走时间长出现疼痛肿胀。其他未见明显异常。

经络诊察：双侧解溪穴上 1.5 寸处有硬结，左侧较严重、压痛明显。胃脘部饱满，有振水音。

案例辨析：本案在经络诊察时发现双侧脚踝硬结，可与 1 年前崴脚的病因联系起来，经过推拿治疗脚踝部之后，不仅踝关节症状改善，同时口腔牙

龈寒凉症状明显缓解。说明1年前左侧踝关节扭伤伤及足阳明胃经经络组织结构，引起左侧足阳明经气机不畅，进而引起左侧牙龈寒凉的继发病症。可见，本案主症踝关节疼痛与左侧牙龈寒凉看似没有关联的两组症候是呈递进关系，病经同属足阳明胃经。（表5-6）

表5-6　踝扭伤案例主症、经络诊察与辨经分析

主症	主要经络异常表现	病机
双脚踝关节屈伸僵硬	双侧解溪穴上1.5寸处硬结，左侧严重，压痛更明显。胃脘部比较饱满，有振水音	足踝崴伤引起足阳明经筋拘急
左上齿龈寒凉		

案例7：牙痛

赵某，男，20岁。

病情陈述：近日感觉右侧下颌第二磨牙疼痛，牙龈未见红肿。近两日感觉大便不畅、舌红、苔厚腻。

经络诊察：左侧手阳明大肠经三间穴处多条细小结络。

案例辨析：本案病变部位在右侧后下方第二磨牙，属于手阳明大肠经的循行范围。经络诊察发现左侧手阳明大肠经的三间穴处有明显细络，说明大肠经气化有郁结，主症牙痛与大便不畅、舌红、苔厚腻一起形成大肠气机失畅的症候结构。经推拿左侧手阳明大肠经5分钟后，牙痛消失。（表5-7）

表5-7　牙痛案例主症、经络诊察与辨经分析

主症	主要经络异常表现	病机
右侧后下牙齿疼痛	左侧三间穴有细络	手阳明大肠经气机失畅，经气运行受阻

案例8：口角流涎

王某，男，86岁。

病情陈述：无明显原因出现左侧口角流涎1月余。嘴角经常湿润需要用纸巾擦拭，躺着时更严重。刻下症：左侧口角流涎，无四肢麻痹无力、头昏、呛水等不适感。饮食、二便均调，眠佳。舌红，中间有裂纹，脉有力。

经络诊察：左侧手阳明经偏历穴处有明显僵硬感，左侧足阳明经亦有一段硬结。

案例辨析：本案主症为单侧口角流涎，因患者年龄较大，首先需要排除中风先兆的可能性。通过问诊，未发现肢麻无力、头昏、喝水不呛等不适感。

伸舌居中，血压不高。综合四诊检查基本可以排除中风的可能。根据经络诊察发现患侧手足阳明经较僵硬，弹性较差，配合症候结构综合分析，可以诊断为口角不收，属于阳明虚证。取阳明经原穴合谷温针灸，温阳益气，一诊即收显效。（表5-8）

表5-8 口角流涎案例主症、经络诊察与辨经分析

主症	主要经络异常表现	病机
左侧口角流涎	左侧手阳明经偏历穴处有明显僵硬感，左侧足阳明经亦有一段硬结	阳明经阳气虚，口角经筋收摄无力

案例9：斜颈伴便秘

黄某，3岁4个月。

病情陈述：右侧肌性斜颈3年。患儿在1岁时被发现头向一侧偏斜，4个月左右出现便秘，后逐渐加重，曾因便秘引起疝气和肛裂进行过两次手术。刻下症：头稍向右侧偏歪，面色白，体瘦，纳差，易感冒，大便秘结不通，7～10天一行，舌苔白厚。

经络诊察：手太阴经孔最穴处有硬结，缝隙狭窄；手阳明经明显异常，温溜—曲池穴一段结块较大，且右侧重于左侧。足阳明经有气肿感。右侧胸锁乳突肌中段有一长约2cm的硬块，左侧胸锁乳突肌上段有一花生大小硬结。

案例辨析：本案患儿以头颈部向右侧歪斜为主诉就诊，但经络诊察结果发现手阳明与手太阴经异常明显，结合患儿3年多的严重便秘伴随头颈歪斜的症候结构与经络异常辨析对接，得出颈部结块是阳明经气机阻滞导致的"标"症，病机之本在太阴阳明的经气运化布散失常，阳明经通降异常的诊断结果，为下一步推拿治疗找到了正确的方向。（表5-9）

表5-9 斜颈伴便秘案例主症、经络诊察与辨经分析

主症	主要经络异常表现	病机
右侧肌性斜颈	手太阴经孔最处有硬结，缝隙狭窄；手阳明经明显异常，温溜—曲池穴一段较大结块。足阳明经有气肿感。右侧胸锁乳突肌中段有长约2cm的硬块，左侧胸锁乳突肌上段有花生大小硬结	阳明经蕴热，气机不畅
严重便秘		

注：本案在阳明经气化障碍的辨经指导下，重点推揉双侧手阳明大肠经，颈部僵硬一症在一诊后即获显效，经过6次推拿治疗，便秘一症获愈。

（四）太阴经案例

案例 10：咳嗽

男童，5岁。

病情陈述：3日前洗澡后受寒，鼻塞、流涕、咳嗽3天，咳嗽加重2日，咳后即吐，影响睡眠（家长述：昨夜咳吐满床，无法入睡）遂来诊。刻下症：咳嗽剧烈，大便干燥，舌苔白稍厚，舌尖红。患儿体型较胖，体重50斤，饮食量大，喜肉食。

经络诊察：手太阴经尺泽穴有较大结块，手足阳明经均有较多结块。背部第3胸椎棘突下部位明显压痛。

案例分析：患儿主诉剧烈咳嗽3天，根据其身体盛壮、食欲旺盛的体质结合经络诊察所见手足阳明经异常，可以判断该患儿属于饮食积滞，郁生内热，外感寒邪而致病。胃肠积热上传于肺，又感受外邪，外内合邪而发咳疾，即所谓"寒包火"的病机。（表5-10）

表5-10　咳嗽案例主症、经络诊察与辨经分析

主症	主要经络异常表现	病机
咳嗽	双侧手太阴经尺泽穴结块、孔最穴狭窄，肺俞、身柱穴有压痛；手阳明经上下廉穴，足阳明经足三里到上巨虚穴一段结块较多	阳明经燥热蕴结，太阴经失宣
大便干燥		

注：临床多见此类病症，患儿多表现为近期饮食量大，复感寒凉外邪，初始鼻流清涕、微咳，后逐渐加重，多有咳声粗重、痰涕转为黄稠之症，同时可见舌苔厚腻、大便干等症。均可参照本案例思路进行诊治。本案以手足阳明经为主，配合手太阴肺经推拿1次显效，2次治疗获得痊愈。

案例 11：过敏性腹痛

男童，4岁。

病情陈述：出生半年后即间断性出现腹痛症状，后逐渐加重，并出现咳嗽哮喘病症。1个月前患儿因哮喘发作入儿童医院治疗11天，经过敏源、气管镜、肠镜、骨穿等检查，诊断为高嗜酸性胃肠炎、咳嗽变异型哮喘等。刻下症：面色黄，眉头不展，不喜言谈。阵发轻微咳嗽，每日腹痛发作一两个小时，痛发时腹部有包块，位置在脐周不固定。大便不畅，3～5日一行，因

每晚腹痛发作，睡眠不安。

经络诊察：四肢皮肤干燥，左侧手太阴经孔最—尺泽穴段有多个结节，大者如小花生状，小者如绿豆状，质地较硬且位置较深。右侧手太阴经异常略轻，孔最穴上下经络缝隙狭窄。手少阴经神门穴处有细络，按之酸胀。足太阴经阴陵泉—漏谷穴段紧张度增高。足阳明经上、下巨虚穴段有结块，位置较浅；食指络脉紫色。

案例分析：此案的患儿由于家长喂养不当，饮食不节伤及脾胃。太阴经气化过程需要脾肺协同完成，手足太阴经气化不足，饮食精微无法有效布散，造成太阴经气化过程产生的代谢废物不能顺利排出体外。本病突出症状中有大便不畅一症，且便秘与腹痛的程度呈高度相关。辨经分析确定病在太阴经，太阴经与阳明经互为表里，燥湿相济，共同完成运化传导的功能。患儿的病程较长，经络气机郁结程度较重。虽然本症过敏症候严重，但临床表现与经络异常程度高度吻合，辨经思路非常清晰。（表5-11）

表5-11 过敏性腹痛案例主症、经络诊察与辨经分析

主症	主要经络异常表现	病机
过敏性腹痛	四肢皮肤干燥，左侧手太阴经孔最至尺泽穴段有多个结节，质地较硬、位置较深。右侧手太阴经异常略轻，孔最穴上下经络缝隙狭窄。手少阴经神门穴处有细络，按之酸胀。足太阴经阴陵泉至漏谷穴段紧张度增高	手足太阴、阳明经气化不足，燥湿失衡，饮食精微无法布散，同时代谢废物排出不畅
咳嗽、哮喘		
便秘	足阳明经上、下巨虚穴段有结块，位置较浅	

案例12：消渴

某女，80岁。

病情陈述：患者前1周体检时发现餐后血糖高。刻下症：容易疲乏，头身困重。其余无异常，睡眠、饮食、二便均佳。舌淡胖，脉沉。

经络诊察：足太阴经地机穴处较大结块，按之浮浅、柔软。

案例辨析：本案患者主诉为血糖值升高，根据经络诊察所见异常结合患者头晕、乏力症状，病症应属太阴气化不利，导致饮食物运化分解障碍。本例患者太阴经结块位置表浅且质地柔软，说明病变还在初期阶段，与病程时间较长的糖尿病患者足太阴异常形质有所不同。（表5-12）

表 5-12 消渴案例主症、经络诊察与辨经分析

主症	主要经络异常表现	病机
头身困重	足太阴经地机穴结块（按之较柔软），三阴交穴硬结压痛	太阴经运化失利
餐后血糖高		

注：经推拿足太阴脾经为主治疗，大约两周后，患者的血糖值开始变化，餐后血糖值在吃药的情况下从 9.5mmol/L 降至 6.5mmol/L。

案例 13：肺大泡病变

刘某，男，52 岁。

病情陈述：右侧肺大泡病变 2 年。刻下症：慢性咳嗽，痰多色灰白，易咳出。X 线片显示：右肺多处肺大泡样改变。有烟、酒史约 30 年，每日吸烟 3 包。饮食、二便、睡眠等未有明显异常。舌暗淡，苔灰白腻，脉沉弦。

经络诊察：右侧手太阴经尺泽穴下有黄豆大小气泡状异常 2 个，双侧手太阴经郁结严重，有多处结节及滞涩感。

案例辨析：患者长期嗜烟酒，伤及肺及气道，导致手太阴经气化功能下降，宣发精微与清肃呼吸道异物功能均不足。痰浊阻肺而致肺及呼吸道失畅，出现呼吸道和肺部大泡病变，症候表现为呼吸道不畅，慢性咳嗽，存在气道不畅、痰浊阻络的病机，与双侧手太阴经严重的经脉异常完全对接，尤其是右侧尺泽穴处的气泡状异常与右肺肺大泡病变精准对应，显示出经络反应病候的强大功能。（表 5-13）

表 5-13 肺大泡案例主症、经络诊察与辨经分析

主症	主要经络异常表现	病机
肺部大泡样改变	右侧手太阴经尺泽穴下有黄豆大小气泡状异常 2 个，有多处结节及滞涩感	太阴经宣发不利，痰浊阻肺，气道失畅
慢性咳嗽		

注：本案以手足太阴经为主推拿治疗 8 次后，咳嗽、痰多症状明显减轻，面色有光泽，舌象明显好转。患者做胸片复查，右肺叶大泡样病变明显好转。

（五）少阴经案例

案例 14：咽喉扭伤

某男，40 余岁。

病情陈述：患者在饮水时突然接电话，导致不能发声讲话，亦无法转头。到医院就诊，建议做喉镜进一步确诊。因患者恐惧，故来推拿门诊求治。刻下症：不能讲话和转头，左侧咽喉部有被卡的感觉。

经络诊察：左侧足少阴肾经足踝段紧张，咽喉被卡部位恰为左侧。

案例辨析：患者主症为咽喉扭伤，不能发声。诊断病位在咽喉小关节，为小关节错位，属阴跷脉经筋拘急症。足少阴肾经的循行"从肾上贯肝膈，入肺中，循喉咙，挟舌本"，在循行路线上直接联系喉咙。由于气机在咽喉部的阻滞，影响足少阴肾经气机的正常运行，而患者肾经足踝部出现的紧张感正好证实了本病气机阻滞所在经脉。（表 5-14）

表 5-14　咽喉扭伤案例主症、经络诊察与辨经分析

主症	经络异常表现	病机
咽喉扭伤，不能发音	左侧足少阴经照海、太溪、复溜穴一段结络，压痛	足少阴经及阴跷脉经筋拘急

注：本案通过推拿治疗足少阴肾经数分钟后获愈，治疗方法详见第五章第三节临床案例 10。

案例 15：儿童抽动症

女童，4 岁半。

病情陈述：患儿从 3 岁上幼儿园开始出现频繁眨眼，近 1 年多逐渐加重，并出现口鼻抽动症状。患儿出生时剖腹产，喜食甜品、肉食等。刻下症：频繁眨眼，伴随口鼻抽动，舌尖红。

经络诊察：手少阴心经神门—灵道穴段比较僵硬，手太阳经后溪穴处紧张，背部的心俞、神堂穴有压痛（这些是儿童抽动症比较典型的经络异常表现）。

案例辨析：本案儿童抽动症表现为频繁眨眼，经络诊察发现手少阴经明显异常，主症及症候结构与经络异常辨析，本案属少阴经之热郁结于心系，而手少阴经在循行上"从心系，上挟咽，系目系"，心经之热牵连到眼睛，以频发眨动来释放心经之热。（表 5-15）

表 5–15 　儿童抽动症案例主症、经络诊察与辨经分析

主症	经络异常表现	病机
频繁眨眼、口鼻抽动	双侧手少阴经灵道—通里穴一段有结络	手少阴经郁热循经上扰

（六）厥阴经案例

案例 16：胃胀满

男，40 岁。

病情陈述：胃胀满不适 1 天。患者 1 天前因与家人生气出现胃部胀满不适，经推拿后胃胀满症状未见缓解。刻下症：胸闷、胃脘部胀满，余未见明显异常，舌暗苔白腻，脉沉弦。

经络诊察：左侧手厥阴经内关—郄门穴段充气感，按之胀痛难忍。

案例辨析：本案主症为胃胀满一天，诱因很明确，属于情志所伤导致胸膈气郁，影响胃脘气机通降，经络诊察可见左侧手厥阴经明显的充气感，症候表现与手厥阴心包经异常完全对接。后经过循推手厥阴心包经，行气解郁，胃脘部胀满快速解除。（表 5–16）

表 5–16 　胃胀满案例主症、经络诊察与辨经分析

主症	经络异常表现	病机
胃脘部胀满	左侧手厥阴经内关—郄门穴段充气感，按之胀痛难忍	胸膈胃脘气机郁结
胸闷		

注：本案经推拿左侧手厥阴经前臂段 5 ～ 6 分钟后，胃胀满症状顿消。

案例 17：咳嗽

王某，女，50 岁。

病情陈述：咳嗽半年余，每于傍晚 9 时前后咳嗽加剧。平时性格内向。刻下症：胸闷，饮食可，眠差，余未见明显异常。舌暗苔白，脉沉弦。

经络诊察：双侧手厥阴经缝隙狭窄，左侧内关—郄门穴段有 4 ～ 5cm 长的结块，推之不移。

案例辨析：患者主诉为反复咳嗽半年余，平时家务颇为繁重，情志不舒日久，素有胸膈气机不畅。经络诊察发现双侧手厥阴经缝隙狭窄，结合病史

分析，本案属于偶感风寒导致胸膈气机郁结加重，气道压力增加致咳嗽久治不愈。（表5-17）

表5-17　咳嗽案例主症、经络诊察与辨经分析

主症	经络异常表现	病机
咳嗽、胸闷	手厥阴经缝隙狭窄，左侧内关—郄门穴段有4～5cm长的结块，推之不移	胸膈气机郁结

注：此案经学生运用刮痧、拔罐等方法，推散手厥阴经前臂部郁结之后，咳嗽症状迅速痊愈。

二、复杂案例诊察辨析

在临床中，患者的症状很少以单纯病症出现，往往多种病机夹杂，令初学者迷惑难解。此时可用解析方程之法：首先以经络诊察为线索，将主症与其相关联的发病因素找到逻辑相关性，将各种混杂在一起的病因病机进行分析，合并属于同一病机来源的症候，形成具有内在联系的症候结构，并与经络诊察发现的异常经脉对接。其次，要将属于不同病机来源的病症进行分析剥离。如同解析多元方程，可将多元方程分解为多个一元一次方程的组合，将复杂病机拆分为若干个单纯病机，逐个分析。有些病机复杂的案例还需要在治疗过程中反复辨析，或者结合治疗效果进行反推证实。现以在课堂会诊及学生实习期间的5个典型案例举例说明。

病例18：嗅觉丧失案

某女，36岁。

病情陈述：嗅觉丧失4年余。4年前由感冒引发鼻塞流涕等症，各症好转后，唯留嗅觉未完全恢复，后失嗅症状逐渐加重，伴食欲不振。舌红苔薄，脉沉弱。

经络诊察：双侧手太阴经异常，尺泽穴处有较大结块（右）、串珠样结节（左）。列缺—孔最穴处增厚并敏感压痛。足太阴经阴陵泉穴处结块、三阴交穴处有较粗结络，右侧足少阳经有结块（追问患者近期右侧颈肩不适），足太阳经头部通天穴处结节，足阳明经上巨虚—足三里穴处较大结块（追问患者大便不通，三四天一行）。

案例辨析：本案主症嗅觉丧失，伴鼻塞、食欲不振同属太阴气化不利，经络诊察发现的太阴经明显异常为医生的诊断提供了客观依据。在经络诊察

过程中发现患者的足阳明经也有明显的结块，而且位置在上巨虚附近，追问其大便多年来一直不通畅，提示阳明经气转输不畅与太阴经气输布失利相互关联。本案经络诊察时发现的右侧少阳经异常和查体发现的头项部右侧肌肉僵硬，与嗅觉丧失属于不同的病机来源，需要将少阳经异常与太阴、阳明经异常剥离出来，另做处理。

根据经络诊察与症候表现，列出以下对应关系，见图 5-1。

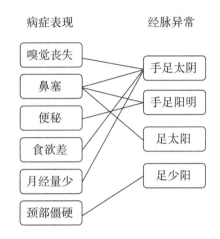

图 5-1　嗅觉丧失案例症候与异常经脉对应关系

病例 19：右耳低频耳鸣案例

某女，50 岁。

病情陈述：主诉右侧低频耳鸣 3 月余。3 个月前因感冒出现左耳低频耳鸣，听力下降。服用感冒药及消炎药后，感冒症状消失，但耳鸣一直未愈。平时易发右侧偏头痛。刻下症：右耳闷胀，连续轰隆样耳鸣，不能听男声（男声会令耳内轰鸣声加重），劳累后加重。面色憔悴，舌红苔厚腻，脉沉弱。既往双侧耳鸣如潮 10 余年，经服药无明显效果，因不影响工作生活，未再关注。

经络诊察：初诊发现右侧手少阳经缝隙整体僵硬，外关—四渎穴段连续结块，缝隙不清，同时右侧颞部有很多条索，压痛明显，询问患者得知其右侧偏头痛正在发作，遂取少阳经为主施治。二诊时察经：右侧少阳经的异常几乎消失，头颞侧条索已明显减少，压痛已不敏感。四肢部手足阳明经异常明显。

案例辨析：本案主症为右耳低频耳鸣，病机比较复杂，经过两次治疗，反复察经，辨经思路才逐渐明确。根据初诊时的经络诊察与病症表现，辨经为风热循少阳经上扰，导致耳鸣与偏头痛发作，选择少阳经为主进行治疗，但二诊时患者耳鸣症未减，故重新察经，发现初诊时少阳经脉异常已消失，追问病症变化，患者诉偏头痛病症已消。患者的大便一直不正常，时干时溏，舌苔厚腻。

　　根据一诊的治疗结果和二诊以阳明经异常为主的察经结果来辨析，低频耳鸣与肠道病症一起构成了阳明经失畅而致耳窍受阻的症候结构，与偏头痛的少阳气机阻滞属不同病机来源，当析而治之。进行剥离之后，本案被分解为少阳郁滞的偏头痛与阳明失畅的耳鸣两个并列症候群，见图5-2。少阳病症既已缓解，二诊就以调整阳明经气化失常为主要治疗方向，经过两次治疗耳鸣症状明显减轻，手足阳明经经络异常随之消减，可见治疗思路明确是取得临床疗效的重要前提。在经络诊察的引导下，这个辨识解析的过程，与解方程的过程非常相似，学生理解起来更加形象，也更容易掌握。

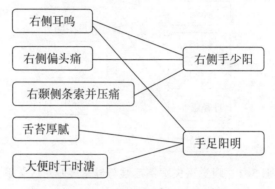

图 5-2　右耳低频耳鸣案例主要症候与异常经脉对应关系

病例 20：抑郁症 + 闭经

某女，30 岁。

病情陈述：3 年来由于家庭原因导致情绪不佳，不愿与人交谈。继而出现食欲不振，胃肠蠕动差，大便欠通畅，三四天一次。怕冷，四肢不温，月经量少色黑。3 个月前突然出现闭经，采用针灸、中药等多种疗法治疗，效果不佳，抑郁症状持续加重。

经络诊察：手足温度低，手足厥阴经、手足少阴经、手足少阳经、足太阴经、足阳明经等多条经脉都有结块、结节，但并不严重。胸腹部触诊膻中疼痛，腹部凉，脐周有较大硬块。右侧背部明显高于左侧，肋间隙充满结节，成片状。

案例辨析：本案主症为抑郁症 3 年和闭经 3 个月，属于临床较为疑难的病例。由于经络诊察发现的异常较多，接诊的学生感觉没有明确的治疗方向，故直接从躯干部和四肢部异常经络入手治疗，推揉背部、肋间隙以及四肢部经络缝隙内结节。二诊时患者的症状虽没有明显改变，但经络诊察发现四肢和腹部明显转温，脐周硬块消减，同时四肢部经脉异常变得更加突出，尤其

经络诊察与推拿临床思维训练

是足太阴、足厥阴经的异常最为明显。由此确定以手足太阴经配合手足厥阴经为推拿治疗的主要经脉。

本案的主要病机为情志不舒导致的厥阴少阳经脉循环气机郁阻，进而导致胃肠通降不畅，出现纳呆，肠道蠕动减少等临床表现。3 年来腹部气血瘀结逐渐加重，导致气血生化不足，月经量少、色黑，逐渐闭经。闭经一症更加重患者的情绪压力，使病机呈现恶性循环。本病的主要症候与异常经脉之间的对接关系如图 5-3。

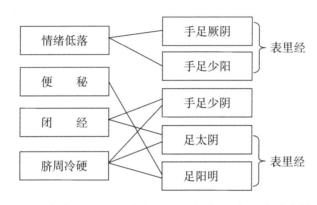

图 5-3　抑郁症 + 闭经案例主要症候与异常经脉对应关系

从图中可见，本案存在两条病机线索，一是以情绪低落为主症，对接异常经脉为手足厥阴经、手足少阳经；二是以闭经为主症兼脐周冷硬、便秘组成的症候结构，对接异常经脉为手足少阴经、足太阴经、足阳明经。从二诊开始学生从疏通足厥阴、足太阴、足阳明经脉气血郁结入手，较快改善了患者胃肠蠕动功能，每次治疗结束后患者都会大量排气。胃肠气机运行的改善一方面缓解了症状，另一方面也鼓舞了患者的情绪，打破了之前情绪低落与气机瘀滞的恶性循环，继续治疗到第六次，患者月经来潮。继续推拿治疗两月余，月经恢复正常。

注：这个案例难度较大，学生虽未完全明确机理，从治疗结果却得到极大鼓舞，同时也带动了很多学生的学习热情。

病例 21：腰痛

某男，23 岁。

病情陈述：腰痛两年余，久坐后疼痛剧烈，使用普通手法放松腰部效果欠佳。鼻炎、便秘病史多年。刻下症：腰痛僵硬，弯腰、后伸均受限。左鼻孔不通，便秘，三五日一行，舌红苔厚，脉沉弦。

经络诊察：足太阳经腰部肌肉僵硬，手太阴经尺泽穴处结块、孔最穴处缝隙狭窄紧张，手阳明大肠经近手三里穴处有阻碍感、合谷穴处有黄豆大小结节，腹部触诊较硬，腹中感觉有硬块。

案例辨析：本案的腰痛病症为推拿临床常见病，学生先按照常规方法以腰部放松治疗为主，治疗结束后患者感觉腰部依然紧张。学生遂尝试推拿手太阴经与手阳明经，重点按揉尺泽、手三里、合谷等穴，同时让患者活动腰部，当点揉手阳明大肠经手三里、合谷穴时，患者腰部疼痛忽然明显减轻。检查腰部肌肉僵硬已经完全缓解。

此案在治疗过程中发生的变化令学生深感疑惑，很值得认真解析。学生的疑惑主要有：①为什么患者腰部僵硬局部手法效果不佳？②为什么推拿手太阴经与手阳明经能够出现缓解腰痛的效果？③手太阴肺经与手阳明大肠经与足太阳膀胱经之间存在什么关系？

分析此案，首先要列出主要症候与经络诊察的主要异常经脉，在症候与经脉之间找出关联，如图5-4。

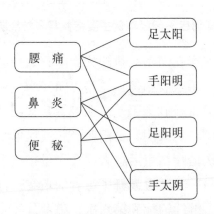

图5-4　腰痛病例主要症候与异常经脉对应关系

从图中可见此例患者的腰痛症状主要对应的异常经脉是足太阳，此外患者还有鼻炎和便秘病史，对应异常经脉为手太阴经、手阳明经、足阳明经。按照这样的对应关系，先取足太阳膀胱经背腰部僵硬部位进行推拿却并未产生预计的效果，而在点揉手太阴与手阳明经脉的异常之后，却出现腰痛明显缓解的效果，可见腰痛与手太阴经与手阳明经存在某种联系。该患者由于长期鼻炎与便秘的病症，影响了太阴阳明经脉气机的运行，腹腔肠道压力较大，诊察腹部较硬，深层结块也证明了这种病机的存在，而腹腔压力可以对腰部肌肉产生牵拉作用引起腰痛。临床这种情况非常多见，推拿医生运用揉腹方法治疗腰痛的案例屡见临床报道。此案很有启发性，对于临床复杂案例要从多种角度寻找与病症相关的经脉联系，从而扩展解决病症的思路，获取更好的临床效果。

病例 22：胃胀反酸

冯某，男，65 岁。

病情陈述：10 年前不明原因出现胃部不适，饥饿时感觉烧心，饭后则感觉胃胀，曾多次求诊中西医，医院诊断：慢性胃炎。刻下症：胃胀满，口苦反酸，兼有便秘，两三天一行，与情绪变化有关。睡眠、饮食尚可，舌苔厚腻，脉滑。

经络诊察：心口下、下脘及脐周处发硬，有压痛，足阳明胃经、足少阳胆经的小腿部缝隙紧，触之紧张度高。

案例辨析：本案是学生初学经络推拿后的第一个案例，最初是很多复杂病症裹杂在一起的，通过经络诊察，从患者很多不适症及多条经脉异常中，将消化功能的障碍与足阳明经、足少阳经脉异常对接剥离出来。主症胃脘胀满与阳明经异常存在联系，而少阳经气机阻滞同样可以阻碍阳明经通降功能，口苦、反酸的症候表现也佐证了肝胃失和的病机特点。其主症及症候结构与经脉之间的关系如图 5-5。

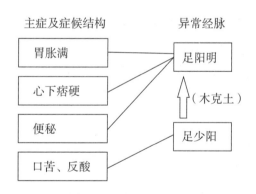

图 5-5 胃胀反酸案例主要症候与异常经脉对应关系

根据察经所见，本病辨经在少阳经、阳明经。选择阳明经、少阳经、厥阴经为主进行治疗的思路是正确的。学生选择足阳明胃经、足少阳胆经、足厥阴肝经小腿部循经推揉，点揉太冲、合谷、足三里穴各一两分钟，配合腹部按摩，将腹部深层硬结部位揉散。当晚患者即排出大量黑色宿便，气味臭秽。二诊时继续按照原方案推拿 1 个半小时。如此治疗 3 次后，患者每天大便都很通畅，胃胀、烧心、反酸等症状明显减轻，舌苔变薄。腹部触诊心口下、下脘及脐周硬结已散开，压痛消失，胃经与胆经经脉缝隙已清晰很多。

这例较为复杂的胃痛反酸案例，通过辨析使病症表现与经络异常一一对接，一旦病机清楚，病经明确，治疗思路就清晰起来。经过较为充分深透的推拿调理，症状的改变是迟早的结果，初学者可以通过这样的方法来处理较为复杂的案例。

注：本案继续治疗 2 次，后嘱患者每日自行按摩足阳明胃经小腿部经络，摩揉腹部 100 圈巩固疗效。随访半年，患者胃胀满、烧心、反酸症状未再发作，便秘也明显改善。吃东西不合适时偶发胃中不适感，注意饮食后几日即平复。

三、临床实践案例

推拿临床思维训练的最终目的是能够在临床应用，提高诊疗水平。在初级训练的基础上，可以结合学生的见习、实习环节，以独立接诊的方式进行训练。事实胜于雄辩，独立接诊可以让学生深入体会推拿临床思辨的过程。多年的教学实践证明学生尽早接诊，亲手实践治疗临床病例，对于提高学生的思辨能力具有课堂讲授无法替代的效果，一个典型病例的成功往往可以带动整个班级的学习热情。以下 8 个病例由学生在实习环节接诊，从病例资料看，学生临证搜集的信息和经络诊察还不够完备，辨经思维尚欠缜密，但都在经络诊察指导下，结合四诊完成了"问""察""辨""选""推"的思辨过程，从而能够抓住主要病变经脉进行治疗，最终获得满意疗效。以下资料由学生提供，由指导教师整理点评后供教学参考。

病例 23：肩痛案例

某女，56 岁。

主诉及病史：左肩痛 4 个月。患者于 4 个月前摔倒，数天后感觉左肩前侧和外侧疼痛，劳累后疼痛，肩关节前屈和外展受限。经过局部热敷、贴膏药和推拿未见明显效果。

经络诊察：左侧手阳明经偏历穴上、手三里穴上下及手太阴经孔最穴下、尺泽穴处均有结节。右侧手太阴经下段有结节。

辨经选经：病症表现为肩关节活动障碍、疼痛，与手太阴经、手阳明经异常可以顺利对接，选择手太阴经和手阳明经治疗。（表 5-18）

治疗经过：患者左肩疼痛的位置属于手太阴经、手阳明经循行路线，诊察发现手太阴经和手阳明经有几处明显结节，由于医者初次接诊担心诊察不准确，故反复循推诊察，一侧上肢用时 5 分钟左右，察经后发现结节比最初小了很多。患者活动肩关节时发现肩痛消失，前屈和外展均不再受限。随后又为其放松了一下肩关节周围的肌肉，点揉肩关节周围的肩髃、肩髎等穴，一次治疗，肩痛彻底痊愈。随访 4 个月未再复发。

表 5-18 肩痛案例主症与异常经脉对接信息

主症	经络异常表现	病机
左肩痛	手太阴肺经	外伤导致手太阴、手阳明经筋拘急
	手阳明大肠经	

【案例点评】本案患者因外伤导致左肩部疼痛 4 个月，此案由外伤造成了肩关节周围气血阻滞不通，学生在诊察经络时发现手阳明经与手太阴经异常明显，两条经脉的循行分别联系肩关节前部和上方。在反复循推诊察的过程中，激发了经脉气血的转输，使肩关节处瘀滞的气血得以疏散，同时配合患者主动活动肩关节竟然获得痊愈，此案也说明经络理论在推拿临床应用的巨大价值。

注：学生治疗后十分感慨，纠缠患者 4 个月的肩痛竟然在我诊察的过程中就可以治好，这是我从来都没想过的事情，这件事如果换成别人和我说，我都不可能相信。从这个病例后我真正地认识到了经络的功能有多强大多神奇。

病例 24：经期头痛

某女，45 岁。

主诉及病史：月经期头痛多年，经过各种治疗始终没有得到改善。月经量正常，色淡。舌淡胖，有齿痕，脉弱。

经络诊察：手足太阴经有明显肿胀，三阴交—地机穴段有明显的结块、结节。

辨经选经：根据诊察所得的经脉异常，可以判断主要病机为太阴经运化异常，遂选择手足太阴经进行治疗。（表 5-19）

治疗经过：根据辨经，选择手足太阴经前臂段和小腿段路线为主要治疗部位，经推拿经络治疗 1 次，患者头痛明显减轻。治疗 5 次，第二个月的经期头痛未再发作。

【案例点评】本案患者经期头痛多年，经络诊察发现患者主要的病经为太阴经，并呈现虚象，病机为太阴经布化精微功能受阻，升清之力弱，逢月经期气血经冲脉分流，故头痛发作属不荣则痛。通过学生推揉手足太阴经，改善太阴经气化状态，从而治愈病患。

表 5-19　经期头痛案例主症与异常经脉对接信息

主症	经络异常表现	病机
经期头痛	手足太阴经有明显的肿胀，三阴交到地机穴一段有明显的结块、结节	太阴经布化精微功能受阻，升清之力弱，头部气血不荣而痛

注：本案例为学生在医院实习时所遇，与她一同实习的中医药大学研究生看到用推拿治疗本病的思路和疗效后大为惊讶，这位研究生后期也开始重视经络理论的学习与运用。

病例 25：胃痛

某女，45 岁。

主诉及病史：胃胀满、隐隐作痛 4 个月。4 个月前无明显原因出现胃脘部隐隐疼痛，经医院检查排除胃部实质性病变。中药治疗 4 周未见明显效果。刻下症：胃痛隐隐，食后不减，大便不成形。舌淡，苔白，脉沉。

经络诊察：足太阴经、足厥阴经小腿段缝隙内充满郁结，胃脘部有压痛，胸胁部肋间隙片状增厚。足阳明经小腿部肌肉紧张。

辨经选经：胃脘隐隐作痛，与足太阴经脉、足阳明经脉的明显异常有关，但本案还存在肝气郁结胃脘的病机，需要同时调理足厥阴肝经。（表 5-20）

治疗过程：足厥阴经足踝部循推点按，点按太冲穴 5 分钟后循经感传至胃脘部，患者随即感到胃部蠕动加快，继续推揉双侧足太阴经、足阳明经 30 分钟，结束治疗。患者当天晚上胃痛大为缓解。后续又治疗了 4 次，患者胃痛症状完全消失。据患者描述就像从来没有发生过疼痛一样。之后患者出差 1 周而停止治疗，出差期间胃痛未发。回来后因与他人生气胃痛复发，按照以上思路继续治疗 2 次，症状消失。折磨患者 4 个月的胃痛病症完全痊愈。随访 1 年未再复发。

【案例点评】本案主症胃胀及隐隐作痛，察经发现足太阴经、足厥阴经小腿部、足部缝隙异常非常明显，足阳明经小腿部肌肉紧张。胃脘和胸胁部诊察均有异常，结合患者脾气急躁的表现，提示本病病机为肝气犯胃及脾胃失和。点按太冲穴产生的直冲胃脘部的感传现象很有意义，再次说明胃脘积滞与肝经有直接联系，后期患者因生气导致胃痛病症反复，更加明确肝气犯胃的病机。

表 5-20　胃痛案例主症及主要兼症与异常经脉对接信息

主症	经络异常表现	病机
胃痛，隐隐作痛	足阳明经腹部有结块 足太阴经小腿缝隙不清晰	肝气犯胃，导致胃脘气机郁结胀痛
脾气急躁	足厥阴经缝隙郁结	

注：此案的治疗由同一个学习小组的学生合作完成，完全遵循"问""察""辨""选""推"的思维流程，神奇的疗效鼓舞了全班同学的学习动力。

病案 26：小腿痛

王某，女，60 岁。

主诉及病史：左侧小腿后外侧痛 4 天。4 天前突然出现左侧小腿后外侧及外踝痛，脚面麻木。去上海某医院做核磁共振检查，诊断为腰椎间盘突出，予止痛药、外用膏药治疗，嘱回家静养。治疗后疼痛未见缓解，症状持续加重，夜间尤甚，疼痛伴烧灼感，不能平躺，连续 4 个晚上无法入睡。家人联系医院准备手术，患者为缓解症状暂求推拿治疗。刻下症：面色暗黑，舌质紫暗，边有瘀点，脉虚涩。4 年前确诊乳腺癌，做手术切除，9 个月前又做肺癌手术。

经络诊察：腰骶部至膝关节局部未发现阳性反应点，左侧小腿疼痛部位肌肤甲错，干燥，皮屑多。左侧足太阳膀胱经自飞扬穴以下疼痛剧烈，跗阳—申脉穴段有细颗粒状物，双侧手太阴经孔最穴处有泥沙状物；手厥阴经曲泽穴上 6 寸有一较大囊性结块，肉眼可见。

辨经选经：太阳经筋病症（气滞血瘀）。选择足太阳膀胱经治疗。（表5-21）

治疗过程：初诊在膝关节以下足太阳经循经推按治疗 30 分钟，再于腰骶部轻柔按摩 20 分钟。至阴、足窍阴、厉兑、大敦、隐白穴处放血，出血 1～2 滴。

二诊：上诊后症状稍缓解，疼痛仍然剧烈。选择左下肢三阴经、三阳经进行经络推拿，重点推揉足太阳膀胱经飞扬—申脉穴段有颗粒状的地方。

三诊：二诊治疗后当晚症状大为减轻，整夜安睡无事，第二天早上精神状态好转。就诊时患者自述已停服止痛药物。继续二诊原方治疗，左侧足太阳经飞扬穴下已没有疼痛感觉，跗阳—申脉穴段的细颗粒状物也基本消失。

四诊：患者自述白天疼痛基本消失，夜间疼痛略重，但已能安睡 5 ～ 6 个小时，疼醒一会儿还能继续入睡 2 ～ 3 个小时。

按照以上治疗方案继续推拿左下肢膀胱经 2 次。病症痊愈。

【案例点评】本症的症候结构，是以左侧小腿后外侧痛为主症，在经络诊察的辅助下可以判断病变经脉为足太阳膀胱经。本案初诊时在疾病的症候分析与辨经方面还有一些模糊，未能将病变经脉与病症之间的对应关系剥离开来。患者有非常严重的基础病：乳腺癌术后 4 年，肺癌术后 9 个月，这些通过经络诊察可以找到相应的反应点，对接关系见表 5-21。由于医者初诊辨经不够清晰，认为多条经脉都与主症相关，所以虽然也选择了足太阳经进行治疗，但是推拿刺激量明显不足，特别是在多条经脉井穴放血干扰了推拿调整经脉的疗效，所以第一次治疗没有效果。二诊时重点深透推拿足太阳经，尤其是针对跗阳—申脉穴段异常明显的经脉进行治疗，获得明显疗效。推拿对经络气化状态的改变是非常敏感的，只要经络气化状态改变，病症随之就会发生变化，起效快是经络推拿治疗的一个明显特征。

表 5-21　小腿痛主症及主要兼症与异常经脉对接信息

主症	经络异常	辨经	选经
左侧小腿后外侧痛	左足太阳经跗阳—申脉穴段颗粒	足太阳经	足太阳经
乳腺癌术后	左手厥阴经曲泽穴上方结块	手厥阴经	
肺癌术后	双侧手太阴经孔最穴处泥沙状物	手太阴经	

注：学员初次接触经络诊察，这个案例的治疗成功让他十分震惊，没有想到中医推拿能够在这么短的时间内缓解病症，而且还避免了患者的手术痛苦，说明中医推拿疗法治疗一些疑难杂症具有明显的优势。

病例 27：舌溃疡

王某，女，24 岁。

主诉及病史：左舌下、舌边溃疡 2 天。2 天前出现左侧舌下及舌边两处溃疡，之后溃疡面越来越大，呈烧灼样疼痛，影响吃饭及说话。平素喜吃辛辣食物、奶茶、方便面等。刻下症：左侧舌下溃疡，说话含混不清，大便秘结，睡眠可，舌红，苔黄腻，脉左关沉弦，右寸滑。

经络诊察：手太阴经中上段结节、发硬，压痛明显，足太阴经漏谷穴处硬结，压痛剧烈。

辨经选经：辛热蕴结太阴经。选择手足太阴经治疗。（表5-22）

治疗过程：在前臂部手太阴经缝隙推揉3分钟，少商穴至拇指根部推揉有沙粒状异物感，推揉1分钟，点掐少商穴，有灼热感传至肩后部。治疗5分钟后，口腔烧灼痛的感觉减轻三成左右。继续推揉小腿部足太阴经缝隙5分钟，重点点揉漏谷穴处硬结，患者感觉有股热气向头上放散，口腔溃疡立刻减轻七成左右。到下午上课时，患者仅在口部活动时有轻微痛感。

第二天溃疡愈合。

【案例点评】患者平素饮食辛辣，体内蕴积实火，大便秘结不通，太阴、阳明经气化较弱，胃肠火毒不能运化布散，循经发为舌部溃疡。经络诊察发现手足太阴经多处硬结伴随明显压痛，学生从异常的太阴经脉推拿入手，快速取得疗效。从本病的症候特点分析，还存在阳明经通降传化糟粕功能的障碍，若配合阳明经治疗效果应更佳。

表5-22　舌溃疡主症及主要兼症与异常经脉对接信息

主症	经络异常	辨经	选经
舌溃疡	手足太阴经很多硬结、沙粒沉积	手足太阴	手足太阴
大便秘结	未察		

注：此案是一例辨经选经较为简单的病例。学生在经络诊察过程中发现患者的手、足太阴经缝隙内有明显的硬结和沙粒状沉积，仅在诊察所发现的手、足太阴经异常处进行推拿治疗，这样看似随意的循经推揉，竟然获得明显疗效。这个结果对推拿专业的学生震动不小。如果能够让在校学生尽早接触真实病例，可以使他们将临床案例与中医理论相结合，逐步建立辨经选经的临床思维。

病例28：咽痛

郭某，女，54岁。

主诉及病史：咽痛、咳嗽有痰2月余。2个月前咽部干痒咳嗽，不久转为疼痛，曾去医院就诊，服用消炎药及刮痧、放血等治疗，均无明显效果。刻下症：咽痛、干痒，有黄稠痰，难咳出，上午10点前后为甚。饮食不香，食量少，眠差，大便较干，一日一行。舌红、苔黄腻，脉细滑。

经络诊察：右侧手少阳经前臂部有大量横络，双侧足太阴经自三阴交—地机穴段有串珠样结节，以右侧为甚，但位置较表浅，轻推可及。

辨经选经：根据察经所见，病经以足太阴经为主，且10点前后（辰时）为脾经主气之时，脾运化水湿不利，形成痰湿，同时有三焦布散水液通道被阻的病机。脾经和肺经是同名经，故选择手足太阴经、足阳明经治疗。（表5-23）

治疗过程：按揉手足太阴经约20分钟，足阳明经10分钟。并叮嘱患者回去后坚持自行推脾经。

二诊：首次治疗后第二天，咳吐黄稠痰，较之前易咳出。2天后黄稠痰转为清痰，容易咳出。察经：右侧足太阴脾经异常明显缓解，但患者自觉左足太阴经仍酸楚不舒，沿足太阴经按揉20分钟。

三诊：患者自觉症状基本消失。在此期间患者未曾使用其他治疗方法。察经：手少阳经与足太阴经的异常基本消失，经脉缝隙顺畅很多。继续推揉手足太阴经收工。

【案例点评】本案主症为咽痛、咳嗽有痰与足太阴经异常准确对接，同时痰湿阻滞气机也与手少阳经异常关系密切，辨经准确，主症与异常经脉对接完全。虽然在选经推拿治疗环节尚显粗糙，但学生在临床辨经思维方面进步突出，中医藏象学说认为"脾为生痰之源"，患者的痰浊蕴脾不仅与足太阴经脉的多处串珠状结节高度吻合，而且也符合脾经辰时主气的气血流注规律。根据辨经结论通过循推手足太阴经为主的推拿治疗取得满意疗效。

表5-23　咽痛主症及主要兼症与异常经脉对接信息

主症	经络异常	辨经	选经
咽痛	手少阳三焦经横络	手少阳经	手足太阴经 足阳明经
黏稠痰	足太阴脾经自三阴交至地机穴有串珠样结节	足太阴经	

注：学生反馈，在学习经络医学之后，中医脏腑经络理论竟然如此生动地呈现在患者的经络路线里，而经络气化的状态也在推拿的介入下"随拨随应"，渐渐恢复正常。正如《灵枢·小针解》所云："未睹其疾者，先知邪正何经之疾也。恶知其原者，先知何经之病，所取之处也。"运用经络诊察可以帮助学员明确疾病所在，为治疗明确方向。

病例29：头晕伴恶心、呕吐

某女，25岁。

主诉及病史：头晕伴恶心、呕吐3天。5天前用力拧饮料瓶盖，期间突然失手，串麻感从右手直串到颈椎，随后出现转头困难，又过了2天开始头晕、恶心、呕吐。刻下症：头晕不能左右转头，伴恶心、口苦、咽干，右侧偏头痛，颈椎右侧肌肉疼痛，不能向右侧转头。自述此前从未出现过以上症状。

经络诊察：双侧手少阳经前臂部有结节，左侧较多。（表5-24）

辨经选经：本病属上肢连及头颈部的经筋病，头晕、恶心、呕吐属于颈部经筋挤压血管所致。从病症及经络异常部位判断病经属于手少阳经，选择三焦经配合局部推拿治疗。

治疗过程：松解颈部肌肉5分钟，循推双侧手少阳经15分钟，点穴内关、外关、合谷、太冲穴各半分钟，揉腹10分钟。治疗后颈部僵硬缓解，活动自如。头晕、恶心、呕吐诸症均得到缓解。

二诊：右侧颈部僵硬已消失，头晕、恶心症状减轻。手少阳经前臂部结节变软，手厥阴经肘部压痛。循推手少阳经10分钟，揉腹5分钟，点按合谷、内外关、曲泽、足三里、太冲穴各半分钟。治疗后头晕、呕吐消失，稍觉恶心、反酸。

三诊：治疗同二诊。治疗结束，恶心、反酸诸症消失。

随访1周，诸症悉平。

【案例点评】本病发病时间短，由外力伤筋所致的病因清晰，右上肢至颈部串麻，颈部肌肉拘急不能转侧等症候均为颈部伤筋的症候特征。两天后出现头晕、恶心、呕吐等症为颈部经筋拘急压迫颈部血管所致，与颈部症候呈递进关系。经络诊察所见异常突出表现在手少阳经循行路线，可见颈部伤筋的病经在手少阳经。故疏散少阳经筋拘急不利，恢复少阳枢机为治疗方向，经筋病症解除，头晕、呕吐等症会随之消除。此案在治疗过程中选择了点穴、揉腹等方法辅助治疗，但是腧穴配伍稍显杂乱，应突出疏利少阳为重点。

表5-24　头晕主症及主要兼症与异常经脉对接信息

主症	经络异常	辨经	选经
头晕、恶心、呕吐	双侧手少阳经前臂部有结节，左侧较多	手少阳经	手少阳经手厥阴经、腹部按摩配合
右侧头痛、右侧颈部僵硬，不能转头			

病例30：头顶痛

某女，45岁。

主诉及病史：头顶痛2个月。2个月前因过度劳累引发头痛，近期因雾霾严重头痛加重2周，同时伴有胸闷。刻下症：头两侧胀痛，头顶如戴帽状闷胀感，伴有胸闷气短、心烦、精神差，月经期间胁肋胀痛，舌质暗，脉沉。

经络诊察：①头部督脉、足太阳经、足少阳经异常（神庭到百会、通天穴有囊状物，率谷、天冲穴附近多个条索及结节，风池穴处有结节，手感僵硬）。②四肢部手足少阳经、手足厥阴经异常，外关、内关穴处结节，支沟—四渎穴间有小颗粒感，间使—郄门穴有多个气泡，阳陵泉穴下有小结节，阳辅、悬钟穴处结块，四五掌骨之间有结络；蠡沟穴下、曲泉穴下2寸有较大硬结及一串气泡；足厥阴经整体缝隙很紧。

辨经选经：头胀痛的症状，与手足少阳经有关；胸闷气短与手厥阴经有关；经期胁肋胀痛、头顶如戴帽样胀满感均与足厥阴经有关。头部胀痛还与督脉、足少阳经、足太阳经异常有关。针对头部胀满的主症表现，选择督脉与足太阳经头部进行治疗。（表5-25）

治疗过程：选择神庭到百会、通天、率谷、天冲等穴处循推按揉，配合颈项部拿揉治疗。

二诊：症状未见缓解，基本无效。根据经络诊察与症候结构重新辨经，头胀痛的症状、经期胁肋胀痛与头顶如戴帽样胀满感主要与足少阳经和足厥阴经对接，同时足厥阴经缝隙狭窄更能说明厥阴经气机郁结是本病的关键病机。改以手足少阳经、手足厥阴经治疗，重点推开足厥阴经的缝隙。沿小腿部足厥阴经、足少阳经脉循经推按5遍，配合点按太冲、足临泣穴各2分钟，点穴时右侧足厥阴肝经出现循经气流感传至两胁，头顶亦觉胀满感加重。循经推按前臂部手厥阴经、手少阳经缝隙，点合谷、内关、外关穴各1分钟。

三诊：上诊后感觉头顶帽状束缚感减轻很多，仅余头顶一小部分。继续按照二诊方案治疗，同时配合头部局部按揉20分钟。

四诊：头痛、胸闷气短症状消失，上周经期期间，胁肋胀痛明显减轻。察经：头部经脉的胀满感基本消失，四肢部手足少阳经、手足厥阴经的多处结节明显减少，数量减少，足厥阴经缝隙较之前明显。继续调理少阳经、厥阴经治疗2次结束。

随访半年，效果稳定，未见复发。

【案例点评】本案是学生在校门诊案例，分析此案可以找到她治疗成功的原因。第一，察经仔细。该生的触觉非常敏感，在同班同学中属于佼佼者，她在察经时花费时间较长，除了四肢，还会对头面、胸腹、背俞，以及病症局部进行全面细致诊察。从病例记录中可见学生对患者全身经络状态了解得非常仔细，包括经脉缝隙的形态改变都有详细的描述，所以才不会遗漏重要的经络异常。第二，正确辨经是取效的关键。本案初诊以局部经脉治疗无效之后，重新辨经，选择治疗少阳、厥阴经，这是取得疗效的关键。目前中医

经络诊察与推拿临床思维训练

推拿治疗多以主诉的病变局部作为主要治疗部位，而经络诊察可以发现病变远端的经络气化状态，帮助医者全面分析病机，找到病变主要经脉。本案的成功关键就在于学生在多条异常经脉中找到足厥阴经的气机郁结，与头胀痛、胸闷、经期两胁痛精确对接，使治疗快速取得效果。第三，推经手法渗透而有针对性。在仔细诊察、准确辨经选经的基础上，学生的治疗手法非常仔细，用力深透，在点穴治疗时往往能够产生循经感传的现象。在治疗中该学生遵循经脉异常消除，才换下一条经脉进行治疗的原则，可见经络推拿的时效性和手法的渗透性也是疗效的重要保证。

表 5-25　头顶痛主症及主要兼症与异常经脉对接信息

主症	经络异常	辨经	选经
头顶痛	头部督脉、足太阳经、足少阳经异常	足厥阴经 手足少阳经	足厥阴经为主，足少阳经为辅
胸闷	四肢部手足少阳经、手足厥阴经异常		

第三节　经络推拿临床案例 25 例

从 2013 年始在王居易教授的亲自指导下开展了经络医学理论在推拿临床的实践研究。期间教学团队与多位推拿同仁一起观察经络推拿病例数百例，涉及内、伤、妇、儿科常见病及疑难杂病诸多病种，取得了令人惊喜的疗效。7 年来在北京市盲人学校按摩中专开设了《经络探察》课程，并在多家推拿专科医院进行《经络推拿》讲座及实践推广。在此整理分析经络推拿典型案例25 例，供同道和学习者参考。

注：医案来源，王红民案 1～2、12～13、18～19、23～25，刘正案 3～7、10、17、20，张建军案 8、9、11～15，宁天案 16，薛志鹏案 21，巴锐案 22。

一、经筋病 11 例

在推拿治疗筋骨损伤、软组织病变时，常常可以发现病变局部或与之相关的经脉循行路线上存在条索、筋节等病理阳性反应，这些病理产物如横行之丝络，与同它交错的经脉缠绕卡压，使经脉不能正常的运行气血，造成经脉不畅，气血失调的病理状态，长时间瘀结还会造成"上实下虚""上虚下实"等虚实交错的病机。临床针对病机，采取适当揉法、解肌等手法，消除这些经脉异常，对改善病症有关键作用。

（一）眼部抽痛

案1：赵某，女，46岁。初诊日期：2013年8月4日。

主诉：右侧眼部抽搐5分钟。

病史及症候：在开会时吹空调受凉出现右眼及右侧面部疼痛抽搐，追问其病史已有多年。刻下症：右侧面部抽搐疼痛，伴随右侧偏头痛。舌红，苔薄。

经络诊察：手太阳经明显异常，右侧足太阳经内眼角及攒竹至承光、通天穴一段明显压痛，而少阳经、阳明经均无明显异常。

辨经：寒凝太阳经，经筋拘急。

选经：太阳经。

推拿治疗：首先推拿右侧前臂手太阳小肠经一段，往返两三遍，然后重点在头部攒竹—通天穴段反复推按2分钟，患者眼部疼痛抽搐完全缓解；再次察经，发现手太阳小肠经的结块减小很多，太阳经头部压痛明显减轻。4小时后患者反馈其多年的腰痛亦明显缓解。

按：患者3年前诊断腰椎间盘突出症，久坐后腰痛加重。察其腰背、后项部均有僵硬感。

【案后分析】本案起病于寒邪刺激，可以判断患者太阳经化解寒邪的功能较弱，通过疏解太阳经的手法缓解其病情，同时由于太阳经脉功能的加强使得其多年腰痛病症得到缓解。本案虽简，却是一例典型的太阳经筋病症，从中可以清晰地了解太阳经筋症候结构的特点。通过本案分析，可以理解经脉气化异常所引起的机体反应是一系列相互关联的经脉病症，是外邪与人体相互作用的结果。《灵枢·经筋》："足太阳之筋，起于足小趾，上结于踝，邪上结于膝，其下循足外侧，结于踵，上循跟，结于腘；其别者，结于腨外，上腘中内廉，与腘中并上结于臀，上挟脊上项；其支者，别入结于舌本；其直者，结于枕骨，上头，下颜，结于鼻；其支者，为目上网，下结于頄；其支者，从腋后外廉结于肩髃；其支者，入腋下，上出缺盆，上结于完骨；其支者，出缺盆，邪上出于頄。其病小指支跟肿痛，腘挛，脊反折，项筋急，肩不举，腋支缺盆中纽痛，不可左右摇。"（图5-6）

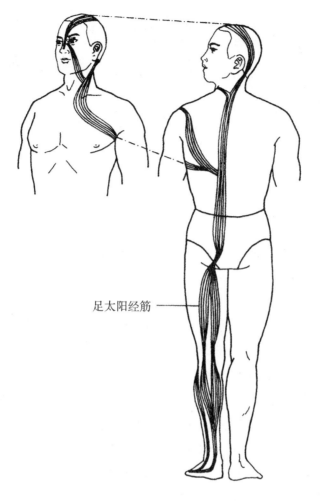

足太阳经筋

图 5-6　足太阳经筋循行路线

　　患者本次病发于寒邪束表，表明太阳经气化功能弱，经络诊察可见左侧手足太阳经经脉出现僵硬、增厚、结块。追问此症得之已久，故太阳卫阳不足乃机体内在发病机制，经络推拿对应太阳经脉异常后，不但眼目抽搐、疼痛病症得以缓解，甚至多年腰腿疼痛亦得缓解。追加诊察发现患者左侧颈项腰背僵硬很明显，加之有 3 年腰椎间盘突出症病史，可以清晰地推断该患者因足太阳经脉气化异常，引起"眼""头项""腰尻""腿后侧"经筋失其卫气温煦，拘急不利的症候表现，符合太阳经筋病症的特征（图 5-7）。

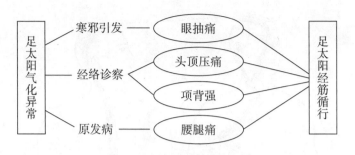

图 5-7 眼部抽痛案病机分析

（二）膝关节肿痛

案 2：曹某，女，63 岁。初诊日期：2017 年 6 月 25 日。

主诉：左膝关节外伤后肿痛 2 月余。

病史及症候：2 个月前坐三轮车时左侧膝关节受伤，拍 X 线片未见骨质损伤，在家休养 2 个月，膝肿痛的症状越加严重，左下肢屈伸不利，走路跛行，经针灸、理疗无效，故来求诊。刻下症：左膝拘挛不能伸直，外观肿胀不红，摸之不热。其余无明显不适。

经络诊察：右侧手太阴经尺泽穴结节较明显，局部肌肉紧张。足少阳经、太阳经异常。察膝关节周围内、外、后三个方向均有明显的经筋僵硬。

辨经：外伤，气血郁结太阳经筋。

选经：对侧手太阴经筋。

推拿治疗：在右侧尺泽处使用解筋之法，弹拨太阴经筋，同时令患者活动屈伸膝关节。在膝关节局部施行温热类手法，手法结束后，局部软组织僵硬已缓解。

二诊（7 月 2 日）：一诊后症状改善明显，行走基本自如，只是在屈膝下蹲时还有不适感，膝关节略肿。察经：手太阴经尺泽穴处结块已缩小，膝关节周围经筋触之无异常，腘窝处略有增厚。重点按揉双侧足太阳经、少阳经小腿部，以放松解除软组织紧张为主。

治疗后症状完全消失。

【案后分析】《灵枢·终始》曰："手屈而不伸者，其病在筋；伸而不屈者，其病在骨。在骨守骨，在筋守筋。"本病起于外伤扭错，属筋病，膝关节拘挛不伸，察其关节肿胀、周围韧带及肌肉紧张拘挛严重，开始运用局部针刺法，效果甚微。继而考虑筋伤，应采用动气针法。察及手太阴经尺泽穴处经筋异常，"下病上治"，依照"在筋守筋"的原则，使用"解筋"推拿法更优于针刺法。此案为经络推拿治疗经筋病的方法拓展了思路。

（三）颈肩臂背胸腹部串痛

案 3：战某，男，57 岁。初诊日期：2013 年 11 月 29 日。

主诉：左侧颈部、肩部、臂膀部、背部、腹部、胸部窜痛 3 个月，加重 1 周。

病史及症候：自觉本病是因夏季夜间睡卧吹空调所致，经多次按摩、拔罐无效，近日来症状加重。夜间腹部胀满，自觉腹主动脉跳动剧烈。刻下症：左侧颈部、肩部、臂膀部、背部、腹部、胸部时发窜痛，夜间更甚，严重影响睡眠。颈项不能转动，左臂支撑用力时沿着左臂膀后侧有牵拉痛。

经络诊察：手太阳经、手阳明经、手少阳经缝隙不清晰，从颈肩部到上臂部三阳经连成片，按之僵硬压痛明显，从上到下按压至手指尖有出凉气感，从下往上按压有憋胀感，手太阴肺经尺泽至经渠穴有肿块，明显压痛，太渊穴空虚。颈部第 7 颈椎棘突左侧按压有刺痛并牵连左臂。左臂拘挛不能完全伸直。足部经脉亦有紧张感。

辨经：寒凝手三阳经筋，拘急不利。

选经：手三阳经。

推拿治疗：从上到下循经按揉手三阳经，重点是大肠经和小肠经。按压右臂手太阴经无异常，但按压左臂手太阴经疼痛难忍，按压三遍后患者拘挛的右臂即能松开。继续从颈肩局部推拿，再从颈肩部到手指沿手三阳经缝隙循推按压治疗半小时，患者自感疼痛消失。

二诊（12 月 3 日）：治疗后当晚即能安睡，第二天所有的症状均减轻。察经发现手太阴经肿胀已消，太渊穴处空虚感已不明显。继续按上方治疗。

两次治疗后，患者电告已无大碍，停止治疗。

【案后分析】《灵枢·本脏》："卫气者，所以温分肉，充皮肤，肥腠理，司开阖者也。"根据患者所述乃因感受冷气而发病，疼痛无定处，四处游走，知所受为风寒之邪。病起于夏日，素体肺卫气虚，夜间睡卧受空调寒邪所袭，阴寒凝滞于手三阳经筋，并随经筋逐渐布散至肩背、胸腹。察经发现手三阳经缝隙不清，经筋僵硬连成硬结状，卫气无法宣发布散，导致拘急串痛。急则治其标，以推拿手法解除手三阳经及手太阴经筋内的郁结，使卫气得行，驱邪外出。

寒凝经筋病症手法操作要注意方向，经筋起于四末，结于躯干。以手法做离心方向治疗，可引导寒气从四末消散。

（四）肩部痹症

案 4：患者，女性，54 岁。初诊日期：2013 年 12 月 6 日。

主诉：右肩疼痛、活动受限半年。

病史及症候：半年前出现右肩疼痛、怕冷，大约 1 个月后出现右肩活动受限，疼痛加剧，夜不能寐，吃安眠药也很难入睡，严重影响生活，故从外地前来求诊。刻下症：右肩部疼痛，前屈、后伸均受限。饮食、二便可，眠差。

经络诊察：右侧手太阴经有很多条索及结块。右肩局部肌肉松软张力差，肩关节局部肩髃、肩贞等穴有多处痛点。

辨经：肩部经筋病变。

选经：手三阳经、手太阴经治疗。

推拿治疗：除了治疗病变局部经筋僵硬部位之外，重点推按手太阴经 15 分钟，运用滑按、点揉手法，疏解经脉缝隙内的阳性反应物。经过半个小时的治疗，手臂后伸和外展的高度都比来时提高了很多。

二诊（12 月 9 日）：述治疗后当天为半年来第一次安睡一整夜，晨起肩膀无不适感。继续照前法治疗半小时，同时嘱咐患者配合肩部锻炼。

三诊（12 月 16 日）：患者已基本能正常生活和工作，夜间能正常休息，仅在左侧卧位时感右肩酸痛，从肩至上臂有细线状牵扯感，很不适。察经：右侧手太阴经、手少阴经异常。用指压推拿的手法在患侧手太阴经、手少阴经前臂路线治疗 5 遍。治疗结束，患者自述一股热流从心里发出，慢慢流向肩膀之后继续流向手臂，从肩至上臂部的细线状牵扯感完全消失。

【案后分析】肩周炎是推拿临床常见病，治法大多确立为"活血、祛瘀、助动、宣散"，医生在放松类手法之后多用肩关节各方向的被动活动，以便解除肩关节周围组织的粘连，所以治疗过程比较痛苦，病情反复，疗程较长。这个病例彻底改变了接诊医生 30 多年来在伤科病症治疗中惯用的以病变局部为主的治疗思路。根据经络诊察所见，患者所苦虽为肩部软组织粘连，病机却是手太阴经和手少阴经气化功能障碍，肩及上臂部肌肉组织得不到气血濡养而出现经筋病症。

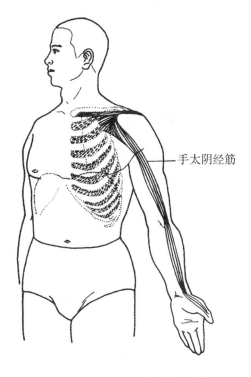

手太阴经筋

图 5-8　手太阴经筋循行路线

如图 5-8 所示，《灵枢·经筋》载手太阴经筋循行："上循臂，结肘中，上臑内廉，入腋下，出缺盆，结肩前髃，上结缺盆，下结胸里，散贯贲，合贲下，抵季胁。"可见肩关节前部局部软组织的粘连是与手太阴经筋不利相关的，简单地用手法撕开粘连不能够改变病症的根本病机。只有对手太阴经筋整体进行调节，才能够解决根本问题。在初诊时，医生使用传统手法治疗无效，后才尝试运用经络医学的治疗思路，以推拿手太阴经作为主要病经，没想到立即产生了意想不到的效果。

本案第二个值得注意的异常经脉是手少阴心经。患者 1 周后复诊，病症已大为缓解，但还遗留左侧卧位时右肩酸痛及从肩至上臂部有细线状牵扯感的症状。经仔细察经，发现除了手太阴经异常（阳性物已经比初诊减少很多）外，还有手少阴心经的明显异常，主要是僵硬感。手少阴经筋循行"起于小指之内侧，结于锐骨，上结肘内廉，上入腋，交太阴，挟乳里，结于胸中"。在推拿治疗后，患者自述一股热流从心里发出，慢慢流向肩膀之后继续流向手臂，肩至上臂的牵扯感随即消失。如图 5-9 所示，患者所感受到的气血运行方向完全符合手少阴经筋的分布规律。

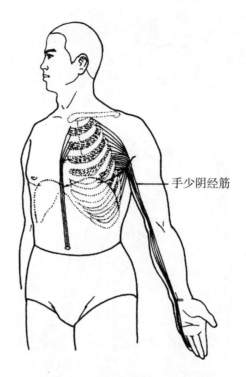

手少阴经筋

图 5-9　手少阴经筋循行路线

在此案的治疗中，可以深刻地认识到在推拿临床辨经选经理论的重要性，辨别病之所在，选择正确的经脉治疗才能接近古人所言"拔刺""雪污""解结""决闭"的高超医术。

（五）小腿抽筋

案 5：孙某，女，75 岁。初诊日期：2015 年 10 月 7 日。

主诉：夜间发作性双侧腓肠肌抽搐 10 年，加重 2 年。

病史及症候：10 年前因尾骨受伤，出现夜间下肢后侧肌肉痉挛，发作时间为凌晨 3 到 4 点，左右两侧交替发作，症状程度相似。严重时每日发作，像钢筋插在腿里的感觉。近年到秋冬季节非常怕冷，尤其是后项部及双脚。

刻下症：双侧小腿肌肉僵硬，面色略白，舌淡苔薄白，脉沉。

经络诊察：双侧足太阳经下肢肌肉僵硬，腰背部凉。双下肢厥阴经、少阳经、阳明经僵硬，缝隙不清。

辨经：太阳经虚寒，卫阳失宣。

选经：足太阳经、足少阴经、督脉。

推拿治疗：头部督脉指压推拿，往返 8 遍；背部督脉及夹脊由上向下指压推拿 8 遍，推拿时患者感觉有寒凉之气从尾骨尖向外发散；最后推拿背部两侧足太阳膀胱经，从颈项开始一直到双小脚趾部位，重点点揉秩边、委中、承山、申脉等穴。治疗结束，患者自觉背部温热，感觉轻松。

疗效：背部温热感持续了两天，当晚安睡，未发生抽搐。效不更方，每周照此法治疗一次。2个月后症状大为好转，基本未再出现抽搐现象。随访1年，病情稳定。

（六）头项痛

案6：患者，女，40岁。初诊日期：2017年6月30日。

主诉：左侧头项部疼痛不能转侧3天。

病史及症候：前几日在澳洲出差，正值当地冬季，3天前感觉头颈部受寒，开始头疼，集中于后枕部左侧，昨日乘机返京，下飞机后疼痛难忍，不能转头转身，转头时感觉有一根筋拉扯到后枕部。刻下症：托持左侧头项部而来，不能低头，头痛难忍。

经络诊察：枕部肿胀，尤其是左侧玉枕穴处。左侧颈部膀胱经上段有明显肿胀硬块，触摸时疼痛难忍。同时左侧耳后也有肿胀疼痛。手太阳经、手足少阳经均无异常。左侧足太阳经京骨穴到至阴穴肿胀明显。

辨经：病在太阳经筋。

选经：选足太阳经。

推拿治疗：用轻柔渗透手法放松颈部局部肿胀部位10分钟，患者感觉头项部有轻松感，疼痛减轻，但向右侧屈仍然感觉左颈部牵拉感。以离心方向推按足太阳经京骨穴至至阴穴5分钟后，再让患者转头，感觉头痛几乎消失，但还有一些牵扯。继续治疗，感觉足太阳经此段肿胀已显著减轻，压痛也渐渐消失。让患者站起来做各个方向的转头转身活动，感觉头疼牵扯感完全消失。嘱患者回家后热敷左侧后项部。

2日后病人未复诊，病人电话告知：头疼稍有反复，但已无大碍。1周后家人转告病症完全消失。

【案后分析】案5、案6病因清晰，均为太阳经筋病症，案5由于尾骨外伤，伤及太阳经筋，案6为受寒引起太阳卫气布散不利。两者均导致太阳经筋气化功能下降，出现太阳经筋拘急不利，导致一例患者下肢严重抽搐，另一例患者则表现为后项部严重的牵扯疼痛。

两个病例因为病症表现不同，病程长短不同，刘医生根据患者症候结构及经络表现选择了足太阳膀胱经的不同部位为重点进行治疗，获得显效，经络推拿中精准的辨经选穴也是治疗成功的关键因素。

（七）肩痛无力

案 7：屈某，男，54 岁。初诊日期：2017 年 12 月 4 日。

主诉：右上肢活动受限，上举无力 1 个月。

病史及症候：1 个月前打台球时突然发现右臂不能屈肘后伸，右肩上举无力，经多方治疗无效，并有逐渐加重的趋势。后在朝阳医院做核磁共振检查结果示：颈 3～颈 6 均有不同程度的颈椎间盘突出。1 周前体检查出有肾囊肿。刻下症：右肩上举无力，饮食、二便、睡眠均可。舌质暗淡，脉沉，左尺脉弱。

经络诊察：右侧颈肩部僵硬，有明显条索状硬结，手少阳经尤为明显。肩部足少阳经、手太阳经按压时有明显酸痛感。

辨经：外伤引起少阳经筋损伤。

选经：少阳经。

治疗：选取手足少阳经为主要治疗经脉。治疗后患者感觉肩颈部轻松很多，但无力感还有。

二诊（12 月 6 日）：肩颈部僵硬感消失，上肢仍然上举无力。察经：除初诊经脉异常外，左侧小腿部足少阴经下段有水肿，压痛明显。左前臂手少阴经紧张有条索状硬块。追问患者左臂有无受伤史，补述 2 年前骑马摔伤左臂，之后左前臂一直紧张不适。

本次治疗改变思路，依据经络诊察的发现选取左侧小腿部足少阴经进行治疗，按揉复溜至太溪穴一段时，患者感觉剧痛难忍，反复推按几遍后疼痛减轻很多。同时让患者配合做屈肘及肩关节后伸动作，患者自感右肩力量突然恢复，上举动作能顺利完成。

三诊（12 月 8 日）：二诊后症状完全消失，晚上打了 2 个小时的牌症状又出现反复。察经：左侧足少阴经肿胀部位已经明显好转，左臂手少阴经部位仍有异常，其他部位和经脉都有改善。效不更方，继续按照二诊方案治疗，并嘱患者不能久坐，伏案使用电脑时间不宜过久，避免右臂劳累。

治疗后 1 周患者电话告知，症状未再复发，之后患者出差。后随访半年病症已痊愈。

【案后分析】此案临床少见，从常规伤科思维入手多方治疗未果。本案以经络诊察为选经原则除治疗少阳经外，还选择了手少阳经的别通经左侧足少阴经进行重点治疗，疗效立显。可见患者左侧少阴经气化异常在前，有可能与骑马摔伤有关系，少阴气化需要以三焦为路径，三焦气化障碍同样需要少阴气化温煦启动，人体气血运行上下相贯，阴阳相通，五脏别通理论言"三焦与肾相通"，恰恰在此案例得到验证。

（八）前臂痛麻

案 8：韩某，男，40 岁。初诊日期：2016 年 10 月 21 日。

主诉：右侧前臂疼痛麻串半天。

病史及症候：患者数小时前自感右侧手臂麻痛难耐，伴随心慌不适，准备去医院就诊。自述此症状已连续出现两三年，每年秋季必发，发作必到医院经输液、服药（药名不详），两三天方可缓解。刻下症：右臂疼痛串麻难忍，心慌，舌红，脉数。

经络诊察：病变麻木抽动在手太阳经路线，察经手太阳经未见明显异常，手少阴经神门至灵道穴一段有 4 ～ 5cm 僵硬结块。

辨经：手少阴、太阳经筋拘急。

选经：手少阴经筋。

推拿治疗：以离心方向循推手少阴心经路线往返两三遍，重点点揉、滑按心经僵硬部位 5 ～ 6 分钟，治疗后麻串感立即消失。傍晚时相遇述一切正常。

该患者后两三年曾因颈椎病发作来诊多次，述自治疗之后手臂窜麻的病症再未发作。

【案后分析】通过本案，可以加深理解手少阴经筋与手太阳小肠经筋病症。患者的病症表现除了前臂麻痛之外，伴随心慌、心悸，坐立难安。张医生在刚接诊时认为属于手太阳经筋拘急，但是察经发现手少阴经前臂有明显硬结，按压可传向胸壁，与手少阴经筋循行"起于小指之内侧，结于锐骨，上结肘内廉，上入腋，交太阴，挟乳里，结于胸中"的描述相符，手少阴经筋病症除"其病当所过者支转筋痛"之外还有"内急，心承伏梁"的心系内症，与患者发病时心中拘急不安感相似。而手太阳小肠经经筋病则只有循行路线外症，可见两者有明显的区别。

（九）下肢痛

案 9：王某，女，30 余岁。初诊日期：2019 年 5 月 2 日。

主诉：右下肢疼痛半日。

病史及症候：病起于午睡之后，起床时感觉右侧腹股沟剧痛，卧位时不能抬腿、翻身，不能正常行走。发病前正在工作，未有外伤等明显病因。刻下症：来诊时右腿跛行，右腹股沟疼痛连带右髋关节活动障碍，其余未诉明显异常。舌淡红，苔薄，脉弦。

经络诊察：腰4-5右侧脊旁有压痛，右侧腹部深层拘急，足太阴经筋路线肌肉紧张，太白、公孙穴处硬结，酸痛严重。追问两天前右足曾崴伤，但不影响走路。

辨经：足太阴经筋拘急。

选经：足太阴经。

推拿治疗：腰背部手法松解脊旁软组织，未能取效；患者仰卧位，在其右侧腹部自大横穴至冲门穴由浅入深按压5分钟，感传至足部，嘱患者抬腿，已能活动。继续取足太阴经足踝段按揉5分钟，重点推揉太白、公孙穴处硬结，使硬结消散；然后再按压患者右侧腹股沟处，发现剧痛已明显缓解，继续以离心方向从腹股沟沿足太阴经循行路线按揉至大趾末端，推揉20分钟。患者下地感觉疼痛大为减轻，已能自己行走。

患者为医院工作人员，回单位后做了核磁、B超检查，可见腰4-5椎间盘轻微膨出，余未见异常，骨科医生未能给出明确诊断。

推拿后第二天症状持续好转，下午电话告知疼痛已完全消失，行走自如。

【案后分析】本病起因隐匿，没有明显外伤，亦无影像学检查的阳性表现，故医院骨科没有明确诊断。按照推拿常规思路，多按照局部伤筋处理，做局部的放松、弹拨按揉，使紧张的软组织得到松解。但是张大夫按照这样的思路治疗后没有取得效果。所以进行了经络诊察，按照经络异常反应提示进行治疗，疗效立即显现。

此案属于典型的足太阴经筋病症，足太阴经筋循行如图5-10所示，《灵枢·经筋》："起于大指之端内侧，上结于内踝；其直者，结于膝内辅骨，上循阴股，结于髀，聚于阴器。上腹，结于脐，循腹里，结于肋，散于胸中；其内者，著于脊。"其病："足大指支内踝痛，转筋痛，膝内辅骨痛，阴股引髀而痛，阴器纽痛上引脐，两胁痛引膺中，脊内痛。"本案患者主诉表现正是"阴股引髀而痛"。察经发现"足大指支内踝痛，转筋痛，膝内辅骨痛""脊内痛"的症状均符合足太阴经筋病的主要表现。至于本病的病因，结合临床所见，右侧腰椎间盘病变可导致右侧下肢经筋气血运行不利，经筋本就失其濡养，只是平时经筋代偿保持平衡未能引起患者注意。两日前又因右踝扭伤故而引发经筋拘急。

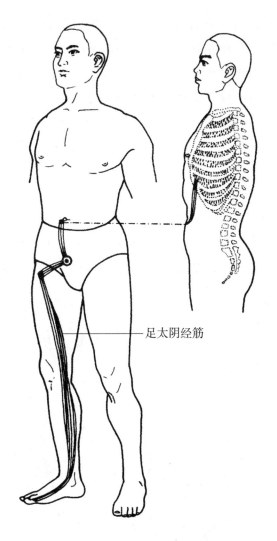

足太阴经筋

图 5-10 足太阴经筋循行路线

（十）咽喉部扭伤案——阴跷病

案 10：瑞某，男，40 余岁。初诊日期：2016 年 10 月 5 日。

主诉：咽喉扭伤半日。

病史及症候：饮水时，突然接打电话，导致喉咙扭伤，无法扭头，亦不能发声讲话。医院就诊，建议做喉镜进一步确诊。患者恐惧，故来推拿门诊求治。刻下症：喉咙失声，颈部转侧受限，余未见异常。

经络诊察：左侧足少阴经足踝段紧张，询问咽喉被卡部位恰为左侧。

辨经：病位在咽喉，小关节错位，属阴跷脉经筋拘急。

选经：阴跷脉与足少阴经。

推拿治疗：首先在颈椎前后、两侧寻找错位反应，并做简单放松，均未取得效果。仔细察经发现左侧足少阴经太溪至照海穴一段紧张，并有明显压痛。追问患者咽喉扭伤也在左侧，考虑此病与足少阴经有关，故取足少阴经足踝至小腿一段进行治疗。治疗时患者感觉非常酸胀，沿经络缝隙上下推按了几分钟之后，让其尝试扭头，竟然可以转动，同时感觉喉咙不再卡压，喉咙也能发声了。继续治疗 10 多分钟，原来紧张的足少阴经路线已明显松软，喉咙发声正常。

第二天随访，病患已无大碍。

【案后分析】此案在临床极为少见。咽喉部的关节结构精细复杂，任何微小的错位都会引起关节障碍，导致不能发声。再加上咽喉局部非常敏感，推拿手法很受限，很少有人能从推拿角度进行治疗。从经络诊察提供的依据入

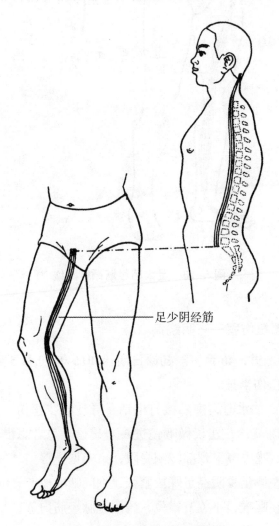

足少阴经筋

图 5-11　足少阴经筋循行路线

手，可以为推拿治疗找到治疗方向。

　　如图5-11所示，《灵枢·经脉》载足少阴肾经的循行为"从肾上贯肝膈，入肺中，循喉咙，挟舌本"，在循行路线上直接联系喉咙这个器官。由于气机在咽喉部的阻滞，使得肾经的经气运行出现障碍，患者肾经足踝部出现的紧张感正好证实了其气机郁结所在。

　　后来王居易教授在点评这个案例时，还提醒了我们另一个问题，就是关于阴跷脉的功能。阴跷脉循行（图5-12）依据《奇经八脉考》记载："阴跷者，足少阴之别脉，其脉起于跟中足少阴然谷穴之后，同足少阴循内踝下照海穴，上内踝上二寸，以交信为郄，直上循阴股，入阴，上循胸，入缺盆，上出人迎之前，至喉咙，交贯冲脉，入鼽内廉，上行属目内眦，与手足太阳、足阳明、阳跷五脉会于睛明而上行。"可见阴跷脉是穿插并行于足少阴经路

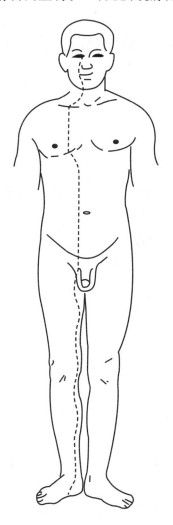

图 5-12　阴跷脉循行路线

线，随足少阴经行于肢体和体腔，阴跷脉的功能为主肢体运动、司眼睑开合，而其"直上循阴股，入阴，上循胸，入缺盆，上出人迎之前，至喉咙，交贯冲脉，入鼽内廉，上行属目内眦"的体腔循行路线病症却在历代文献中空缺，依据《难经·二十九难》中阴跷病症"阴跷为病，阳缓而阴急"的记载，阴跷脉的病症还应与其在体腔内所联系的器官肌肉运动相关，本案的咽喉扭伤非常符合这一阴跷脉拘急的特征。

（十一）肩痛症——阳跷病

案 11：尚某，女，56 岁。初诊日期：2019 年 3 月 20 日。

主诉：左侧肩颈部疼痛 2 日。

病史及症候：两三年前左肩曾患过肩周炎，后虽经理疗、按摩等治疗好转，但仍遗留左肩不适感。2 日前睡觉时受寒出现左肩疼痛，遂来求诊。刻下症：左肩颈部疼痛，尤其是在做内收和上举动作时肩痛明显。饮食、二便均调，夜间睡眠受影响。舌淡，苔白，脉濡。

经络诊察：左侧肩颈局部可触及肩髃、巨骨穴痛点。手足少阳经、手足阳明经均有异常。

辨经：手三阳经筋拘急。

选经：少阳经、阳跷脉。

推拿治疗：运用局部经筋疏解分理手法治疗 10 分钟，患者感觉肩部松解轻松，但肩部内收、上举动作仍不能完成。仔细循推至巨骨穴处，患者自觉有一条线直接窜向足外侧第四趾。

循足少阳路线治疗到足背四趾和五趾之间，地五会与足临泣穴之间发现一明显硬结部位，患者感觉剧烈疼痛，用轻柔手法点揉此处，以患者能够耐受为度，同时让患者配合肩部活动，肩部上举、内收卡压症状立刻解除。病症完全消失。

两日后随访已无大碍。

【案后分析】此案与咽喉扭伤案（案 10）结合，恰好可以说明阴跷与阳跷脉的功效和病症特点。《难经·二十八难》："阳跷者，起于跟中，循外踝上行，入风池。"根据《奇经八脉考》考证阳跷脉循行记录（图 5-13），阳跷脉起于外踝下足太阳经的申脉穴，经外踝后上行腓骨后缘，经股部外侧，再沿髋、胁、肩、颈的外侧，上夹口角，到达目内眦，与手足太阳经、阴跷脉会合，再上行经额，与足少阳经会于风池穴。可见阳跷脉的循行穿行于足太阳经和足少阳经路线。本案患者肩痛的痛点在手阳明经巨骨穴附近，却直接窜痛到足少阳的"地五会穴"。这一经络之间的联系路径就是阳跷脉的通路。阳跷脉的病症特点,《难经·二十九难》曰:"阳跷为病,阴缓而阳急。"根据阳跷脉循行穿行于足太阳经和足少阳经路线的特点可以推断,阳跷脉的病症应该包括足太阳与足少阳经筋拘急的病症,临证如果能够更清晰地认识阳跷病症的特点,可以快速找出经脉拘急的症结点,以"解肌""结筋"的手法解除经筋的拘急,快速缓解病痛。

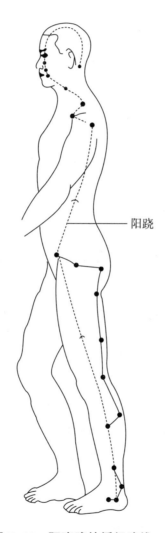

阳跷

图 5-13　阳跷脉的循行路线

二、内科病症 5 例

（一）偏头痛 2 例

案 12：王某，男，52 岁。初诊日期：2016 年 12 月 10 日。

主诉：右侧偏头痛半日。

病史与症候：劳累后出现右侧偏头痛已五六年，每次疼痛两三天即愈，一直未做特殊治疗。今日因工作繁忙，又出现右侧偏头痛，休息后未减轻，因惧怕针灸，要求推拿治疗。刻下症：面赤，右侧头颞部跳痛，局部静脉怒张，口苦，咽干，食可，易困。舌红苔薄黄，脉弦。

经络诊察：右侧头部颔厌处明显压痛，右侧手少阳经外关处有结块。

辨经：少阳经郁火。

选经：少阳经。

推拿治疗：先取右侧手少阳经从外关穴至四渎穴一段循经推按 3 遍。推拿时感觉指下经脉瘀滞严重，经脉缝隙不清晰，比较膨隆，患者亦感觉疼痛严重，推经 3 遍之后疼痛已不明显，外关处结块消失，指下能清晰地感觉到经脉缝隙。然后选取颔厌穴点揉，轻按已不甚疼痛，用稍深沉的手法点揉推理 3 分钟后，再次按压颔厌处已不觉疼，偏头痛亦消。

第二天随访，已完全恢复正常。

【案后分析】本案属于阵发性病症，起病时间较短，与患者肝火素旺的体质有关，因劳累引发肝胆火旺而致头痛。根据头部及四肢部经络诊察发现病在少阳经，症候与经脉异常对接完全。治疗时先远取手少阳经前臂部疏解瘀滞，再局部治疗时，发现头部郁结已明显消散，推拿时间五六分钟，病症即消失，本案远近结合取本经治疗的思路明确。

案 13：林某，女，62 岁。初诊日期：2020 年 7 月 10 日。

主诉：左侧偏头痛 3 月余。

病史与症候：3 个多月前无明显诱因出现左侧偏头痛，每于下午 5 点疼痛发作，持续半个小时左右，感觉为跳痛，程度剧烈。经服中药治疗一直没有明显效果。患者平素脾气急躁，有高血糖病史两三年，失眠多年。刻下症：正值疼痛发作，情绪烦躁，面赤，左侧头颞部跳痛，局部静脉怒张，口苦，咽干，食可，兼有便秘，失眠。舌红苔薄黄，脉弦。

经络诊察：手足太阴、手足阳明、手足少阴、手足厥阴、手足少阳均有异常，左侧足少阳胆经足背侠溪—足临泣穴一段增厚，压痛明显，左侧头颞侧发现有较粗大条索状反应。

辨经：病在足少阳经。

选经：足少阳胆经。

推拿治疗：沿双侧足少阳经足临泣至阳陵泉穴一段循推按揉，第一遍感觉胀痛明显，往返5遍之后，感觉能够忍受，左侧足临泣—侠溪穴一段重点按揉1～2分钟。患者立刻感觉头部轻松，疼痛缓解大半。继续在头部沿胆经路线循推，点揉5～6分钟。治疗后头痛完全缓解。

二诊（7月13日）：患者自诉头疼时间从下午5点变为下午3点疼痛，持续时间变短，从30分钟缩短为10分钟左右。双侧足少阳经缝隙饱满感已经变松软，足临泣穴压痛仍在，继续用一诊方法推拿治疗。

三诊（7月17日）：患者自述头痛时间变为晚上8点左右，疼痛的时间缩短为只有10多秒钟，疼痛程度也大为减轻。足少阳经异常已不明显，增加手少阳经、手厥阴经、足阳明经治疗，沿前臂手厥阴、手少阳经推按点揉往返5～8遍，下肢小腿部足阳明经配合足少阳经推拿调理5遍，以头部经脉调理结束治疗，推拿头部时左侧头颞部的条索基本消失。

四诊（7月23日）：三诊结束后头痛完全消失，便秘也有明显缓解，后继续调理少阳、阳明经治疗便秘。

后期经过1个月调理，便秘、失眠症均有明显改善，随访2个月，头痛未再发作。

【案后分析】本案以头痛为主诉，经络诊察发现异常经脉很多，可以与患者复杂的病史对接（阳明经—便秘；少阴经—失眠；少阳经—偏头痛；厥阴经—情绪急躁），其中少阳经、厥阴经与阳明经异常相互影响，互为因果，呈现出错综复杂的症候结构，偏头痛为多条经脉气化异常的外显表现。遵循"急则治其标"的原则，本案病症反应与经脉异常均以少阳经最为突出，故选择足少阳经小腿部和头部经脉为重点治疗部位，局部与远端结合疏理少阳经气机，初诊即有效地缓解了疼痛，之后又增加了手厥阴、手少阳和足阳明经的推拿，4次治愈。

此案值得注意的是患者头痛发作时间的变化，3个月来每天头痛都是在5点开始（足少阴肾经主气），一诊治疗后头痛时间转为下午3点（足太阳膀胱经主气），二诊后又改为晚上8点（手厥阴心包经主气），如果与六经病欲解时（图5-14）对应，下午5点与下午3点以及晚上8点均在阳明欲解时，更加符合少阳阳明合病的特点，可以推论虽然头痛发作在足少阳胆经，但引发头痛的因素却与肠腑不畅密切相关，推拿医生据此选经治疗的效果也可以反证推论成立。故本案偏头痛标症解决后，还需要继续调理其他异常经脉，巩固疗效。

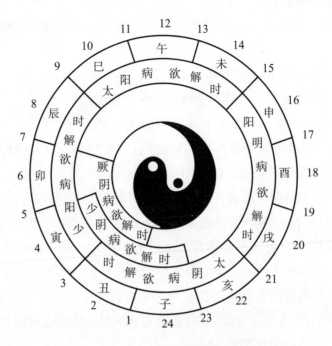

图 5-14 六经病欲解时

注：临床实践证明，固定时间发作的病症，在治疗过程中出现发作时间的改变是病机发生变化的一个标志，往往是经络气化功能被调整后产生的积极反应。

（二）便秘

案 14：王某，女，30 余岁。初诊日期：2013 年 9 月 2 日。

主诉：大便不畅、不成形多年，三五天一行。

病史及症候：自述多年来大便不畅，三五日一行，且前段硬，后段不成形。刻下症：面色白，瘦弱，四肢细弱，易感疲乏，舌淡，脉细弱。

经络诊察：手阳明经前臂部大段空虚，经络缝隙内可触及很多小结节。足太阴经三阴交至阴陵泉穴段多处结节，足阳明经丰隆穴处有结节。手足少阳经、厥阴经异常，足少阳经阳陵泉穴处明显酸痛。

辨经：患者多年大便不畅，兼纳差、消化不良症候表现与太阴经、阳明经经络异常相吻合，据此判断病经在太阴、阳明经。

选经：太阴经、阳明经。

推拿治疗：取手足太阴、阳明经前臂及小腿部经络循经推按点揉5遍，配合腹部摩揉，重点点按天枢、水道等穴3分钟。推拿后感觉腹部温热，肠鸣音加强，四肢出现酸胀感。

二诊（9月6日）：患者经络非常敏感，一诊后四肢经脉酸胀感持续2天才消失，大便排出较畅通，但仍然不能每天一行。原方案推拿治疗。

三诊（9月12日）：二诊后，大便排出明显顺畅，本周每天都能排便。腹部感觉轻松。继续原方治疗。

四诊（9月20日）：症状持续改善，面色转红润，食欲转佳，感觉体力明显增强。察经：四肢经脉弹性增加，手足阳明经结块消除大半。手足少阳、厥阴经异常依然存在。原方治疗。

五诊（10月2日）：正值"十一"假期休息，患者重感冒卧床不起，腰痛、心慌。察经：太阴、阳明经异常已经明显改善。手厥阴经出现异常，手足少阳经一直存在异常，考虑患者大便不畅一症已经缓解。改选手足少阳经、厥阴经治疗。

六诊（10月4日）：五诊效果不明显，感冒病症缓解，腰痛、心慌、疲乏症状未见缓解。察经：颈部肌肉僵硬，手少阴经神门、阴郄穴处有脆络，足少阴经照海穴敏感、压痛。因外感风寒阻碍太阳经宣发卫气，辨经在太阳。改调手足少阴经与太阳经推拿治疗。配合颈项部、背腰部推拿按揉调理。

七诊（10月8日）：上诊后当日腰痛、心慌症均大减。今日感冒症状已不明显，腰痛亦得到缓解。继续调理少阴、太阳经2次。

治疗持续近2个月，疗程结束时患者身体状况有很大改变，面色泛红，工作紧张加班亦不再感觉疲乏，大便日行一次。

【案后分析】本案为张建军技师首次使用经络推拿治疗案例，反观此案，有许多值得反思的地方。

第一，此案辨经选经的思维不甚清晰，由于第一次运用经络医学的理论指导临床，所以虽然辨经在太阴经、阳明经，选经却在太阴阳明经、少阴太阳经、厥阴少阳经三个经络循环中交替使用，张大夫后来反思，如果能够更加有针对性地调整，这个病案疗效会更明显。

第二，本案存在几点疑惑：①为什么患者太阴经、阳明经这样严重的气化障碍，却一直不易感冒，当太阴经、阳明经的状态改善后，却出现重感冒？②为什么开始阳明经异常以空虚为主，而后期却出现了很多阳性结节？这些问题值得在临床不断反思。

注：此案可以说明太阴经、阳明经循环承担人体基本营养物质的代

谢转输和供应，太阴经运化不足与阳明经通降功能差直接相关。患者身体瘦弱，面色发白都显示长期营养不足，同时容易疲乏，四肢乏力，均表明其太阴经、阳明经气化维持在较低水平，患者中焦气血生化不足也直接影响到少阴经、太阳经循环气血的不足。疗程后期，出现重感冒，继而出现腰痛、心慌等症都是少阴太阳经气化障碍的表现。

（三）心前区不适

案 15：王某，男，50 岁。初诊日期：2013 年 12 月 6 日。

主诉：心前区不适半年。

病史及症候：半年前出现心前区疼痛，经 CTA 检查：冠脉动脉三支血管堵塞分别 20%、30%、40%。先后服扩张血管、降血脂药治疗，但服药半月后出现胃部不适。刻下症：面红，脾气急躁，夜间时发心前区疼痛，疼痛发作传向咽喉，舌红苔白，脉滑数。

经络诊察：足阳明经、足太阴经、手足少阳经、厥阴经异常。

辨经：病在厥阴经。

选经：厥阴经、阳明经。

推拿治疗：推拿病变经脉，发现足阳明经循行路线上肌肉弹性差僵硬，深层结节、条索较多，即以分拨、揉拨、推理的方法进行经脉调理 8 遍，以经脉僵硬情况改善为度，此时患者感觉胃中满闷感消失大半，心中顿觉舒畅。

二诊（12 月 8 日）：前诊治疗后感觉胃部胀满感消减大半，夜间未再出现心前区疼痛。继续选择厥阴经、阳明经循经治疗，配合摩腹及背部心俞、脾俞、胃俞点揉，每穴两三分钟。

三诊（12 月 13 日）：继续此方法进行调理，患者病症明显缓解。

随访半年：患者每日临睡前均自我按摩厥阴、阳明经。之前心前区不适及疲乏症状未再发作。

【案后分析】结合患者主症为心前区疼痛，及经脉异常以太阴经、阳明经、厥阴经为主，辨病经在太阴经、厥阴经。临证见患者胃部不适感明显，故先取厥阴心包经与阳明胃经作为治疗经脉，循推梳理，患者胃部胀满明显缓解，随之感觉心胸憋闷感消失。此案提示心包血脉郁结与胃腑胀满之间存在联系，值得在临床继续积累案例，对推拿治疗冠心病的方法和机理进行深入探讨。

（四）早搏伴胸闷气短

案 16：苏某，女，30 岁。初诊日期：2020 年 8 月 1 日。

主诉：早搏伴心悸 3 月余。

病史及症候：患者供职于 IT 公司，常年加班熬夜。平素喜好美食，每逢工作劳累、精神紧张、心情不好时，即以美食大餐来缓解压力，改善情绪。3 个月前加班熬夜后，出现心悸、胸闷、气短等症状，当时未加理会。不料之后连续数日多次发作，遂去医院检查，诊为轻度早搏，无器质性病变，嘱其回家休养观察。近半个月症状发作频繁、且加重，经朋友介绍来诊。刻下症：心慌，心悸，胸闷气短。体形偏胖，面若蒙尘；舌淡胖、苔白腻；两脉寸弱关滑，脉结代时发。

经络诊察：足厥阴经膝踝段散在多个小结节，膝关、曲泉穴之间结块；手厥阴经上臂段经脉缝隙狭窄，有许多细小横络；手足太阴经肘膝以下推之胀满，足太阴经尤甚。触诊腹肌紧张，中脘及脐旁压痛。

辨经：病在厥阴、太阴经。

选经：手足厥阴、足太阴经，配足阳明经（取其通降之意）。

推拿治疗：沿足太阴脾经（小腿段）、手足厥阴经（小腿段、上臂及前臂段）循推按揉，施法速度偏快。足阳明经（小腿段）10 遍；按揉足三里穴，点揉阳陵泉穴（助消化、加强通降之力）；疏理两胁，背部推拿 15 分钟收工。

二诊（8 月 8 日）：早搏症状发作明显减少，诸症减轻。继续原方治疗。

三诊（8 月 15 日）：1 周以来早搏偶发，胸闷气短等症消失。继续原方治疗。

本案原拟每周治疗 1 次，5 次 1 个疗程。三诊后症状全消。后期巩固性治疗 2 次。随访 3 个月，病症未见复发。

【案后分析】患者因长期熬夜耗伤阴血，情志不畅，肝木疏泄乏力，厥阴气化失常，血液调节分配能力下降，血不养心而发早搏、心悸。大饱伤脾，中土壅滞，运化受阻，肺失肃降，太阴气化不利，调控水液功能下降，气、湿、痰停于上焦，故见胸闷气短。

三、精神症状 1 例

焦虑、恐惧症

案 17：邵某，女，39 岁。初诊日期：2016 年 5 月 23 日。

主诉：焦虑恐惧不敢独处 20 天。

病史及症候：15 年前在美国留学时突然发病。主要症状有心慌、胸闷、憋气、手凉、出冷汗，全身沉重无力，自己感觉就要不行了。当时去美国医院急诊检查，指标均正常，卧床休息后不适症状缓解。此症状连续出现 3 次，均为休息后缓解。但此后时常出现焦虑、恐惧症状，不敢一个人独处。美国医生诊断为焦虑、恐惧症。服用抗焦虑药物，病情无明显缓解，后回国治疗。经过 1 年中、西医治疗症状消除。此次复发是在 20 天前出差期间，各项症状均较 15 年前轻，休息后症状缓解，但焦虑、恐惧感再次出现，不能独处一室，不敢开车，伴有失眠、多梦、心慌、胸闷憋气，出冷汗，尤其在醒后汗出最多。每天下午到傍晚容易饥饿，须马上进食。经三甲医院检查身体各项指标正常。刻下症：面色晦暗，神情焦虑，疲乏懒言，易饥饿，口不苦、不干，心慌，喜叹气，大便干，一天一行，舌暗，苔白厚，脉滑数。

经络诊察：足厥阴经、足少阳经郁堵，循经推按指下可触及多个肿块并伴有刺痛。尤其是左侧足厥阴经小腿上段甚。双侧手厥阴经肘窝处有水肿。

辨经：左侧厥阴经为主要病经。

选经：厥阴经、足阳明经、手少阳经。

推拿治疗：先循经推按左侧手厥阴心包经 3 遍；再推按左侧足厥阴经 3 遍；然后推按右足阳明经 3 遍；最后推按右手少阳经 3 遍。均为离心方向，力度以患者能耐受为度。循经推按时要寻找经脉缝隙内的阻力感。

二诊（5 月 25 日）：上诊后患者的焦虑症状明显减轻，但疗效只可维持 1 天。继续原方案治疗。

三诊（5 月 27 日）：疗效持续时间略微延长，至第 2 天惊恐才发作，但发作症状已减轻，继续按原方案治疗。

四诊（6 月 2 日）：所有症状均减轻一半。察经：手厥阴经、足少阳经明显好转，足厥阴经小腿上段异常依然明显，刺痛尚存。遂改以足厥阴、足少阳经治疗为主，配合搓揉梳理两胁部 8 遍。

五诊（6 月 5 日）：患者情绪明显好转，开始喜欢讲话。察经：足厥阴经刺痛缓解，循按时阻力感减轻。受针灸临床开四关宣通全身气机的功效启发，重点点按双侧合谷、太冲穴各2分钟，点穴时患者感到从前臂到五个手指尖、从脚指到足跟部出现麻胀感，点穴后患者有心胸开阔之感。

六诊（6月12日）：1周内只有一两次轻微症状，继续调理足厥阴、足少阳经脉下肢部路线，同时点揉四关穴，搓搓两胁。

后以此方案继续治疗1个月，每周两次。症状完全消除，已经恢复工作。随访半年未见复发。

【案后分析】本病的病因与患者长时间在国外独处的环境因素有关，由于心胸气机郁结过度而发。经络诊察发现厥阴经、少阳经气化障碍，故选取厥阴经为主要治疗经脉，目的是开胸理气，疏肝降逆。配少阳经为增强该经络循环的运行能力，使气机条达，加速代谢，消除郁滞。配阳明经为利用经络的别通关系来加强厥阴经的疏泄功能。

本病在五诊时运用开四关（合谷、太冲）点穴取得了显著的功效，合谷为手阳明大肠经的原穴，有散风、行气、通络、开窍的作用。太冲为足厥阴肝经的原穴，亦为本经输土穴，有温通厥阴经，活血通络的作用。两穴的主治在文献记载中非常广泛，从阳明经与厥阴经的气化特征来看，二者为三阴三阳之"阖"，主人体阴阳气血最深层气机。故二者相配合可以宣通全身气机，自古被医家称为"开四关"。王居易老师在针灸临床多用此对穴，称其有四大功效"驱内风，祛外风，宣通四肢关节闭阻，调整经络"。经过推拿临床应用，证实治疗抑郁症、关节病症，在辨经准确的前提下配合点按四关穴可达到很强的通阳宣痹、宽胸理气功效。

四、外科病症 5 例

（一）颌部胀满

案 18：刘某，男，28 岁。初诊日期：2015 年 7 月 20 日。

主诉：双侧颌部胀满不适 4 年。

病史及症候：患者近 4 年来自觉双侧下颌部胀满，转头时颈项部有明显牵扯感。医院诊断为"颈椎病"，予以理疗及推拿治疗，每次理疗及推拿后胀满感有短暂缓解，但疗效不能持久。刻下症：下颌部转侧不适，饮食、二便、睡眠等未有明显异常，舌红苔白腻，脉沉弦。

经络诊察：手足少阳经异常明显且有强压痛，外关至四渎穴一段胀满，可触及较硬结块，悬钟至阳陵泉穴一段缝隙不清，紧张度增高。

辨经：少阳经气机郁结。

选经：少阳经。

推拿治疗：取手足少阳经前臂部、小腿部经脉循经推按 5 遍，治疗时患者感觉疼痛无法忍受。推拿时指下感觉手足少阳经缝隙完全消失，手下有饱满紧张感，气机阻滞严重，推理 3 遍之后，指下方可感觉到经脉缝隙。第一次治疗大约 1 小时。时值暑夏季节，患者自述平时夜间喜开空调，治疗后嘱患者避空调直吹，避免熬夜及情志刺激。

二诊（7 月 21 日）：昨日治疗之后，四肢温热感一直未消，至夜间感觉面部及颌下发热发胀难忍，一直坚持未开空调。至清晨感觉面、颈部非常轻松，转侧自如，照镜子竟然感觉自己下颌部"双下巴"消失，惊喜异常。

察经：双侧手足少阳经胀满感基本消除，经脉缝隙清晰，但在外关、支沟、三阳络、阳陵泉等穴处有多个结块。继续取手足少阳经前臂、小腿段经脉循推按揉 5 遍，并重点按揉外关、四渎、阳陵泉等穴一两分钟。

7 月 24 日、28 日继续按照上述方案推拿治疗两次，患者自我感觉颈项部病症全消。

随访 1 年，病情未再反复，期间曾不定期来经络推拿巩固疗效。

【案后分析】患者采用普通理疗和推拿治疗（主要治疗部位在颈肩部）断续已有三四年，一直未有满意疗效。在经络诊察时发现患者手足少阳经郁结非常严重，决定选择少阳经作为主要治疗经脉疏通少阳郁滞，在经脉气机受阻的病理状态得到改善的同时，患者面部、下颌部、颈部少阳经所过之处的气血循环被激活，多年痼疾竟在一次治疗后获得显效。

注：本案是教学团队开始采用经络推拿治疗的第一个案例，激发了我们在临床进行"经络推拿"实践研究的决心。从此案开始形成了初步的接诊流程，即首先以"症候结构与经络诊察对接"为诊断依据，其次"辨别病经所在"，然后"选择相应经脉推拿治疗"。后续在手法选择，施力力度、方向、层次，以及选经加减和疗程设定等方面都需要结合病症特点进行个性化治疗。

（二）皮肤过敏

案 19：王某，女，49 岁。初诊日期：2017 年 6 月 24 日。

主诉：食辣椒过敏 1 天。

病史及症候：患者素体辣椒过敏，略食少许即发作，发时颜面红肿，浑身发痒。前日误食含有辣椒食物，稍后即出现过敏症状。刻下症：面部红肿严重，眼睛肿成一条缝，浑身瘙痒难忍，夜不能寐。舌红少津，苔薄黄，脉弦数。

经络诊察：双手太阴经尺泽穴处如大枣状一团絮状肿块。

辨经：热蕴太阴经，太阴经布化失常。

选经：太阴经、太阳经。

推拿治疗：取前臂太阴经进行循推往返5遍。双侧尺泽、大椎穴揲法，揲后出大片紫黑痧块。

治疗后，患者立刻感觉全身瘙痒顿消。半日后面部红肿开始消退，至晚间已恢复正常。据患者自述每次发作，必须服用"扑尔敏"等抗过敏药，症状消退需3～5天。本次还未吃过敏药，半日症状全消，推拿疗效突出。

【案后分析】此案印证了食物过敏病症与太阴经气化之间的关系。太阴经运化失畅而致的过敏，病因、过敏原及症状特点并不相同，有表现为食物过敏，有冷空气、花粉、柳絮接触性过敏，症状多见腹痛、面部红肿、浑身瘙痒；还可表现为呼吸道症状，如哮喘、咳嗽、鼻炎。临床还见到一些患者出现眼结膜过敏，眼睛红肿等，经络诊察多可发现太阴经异常，尤其是在尺泽、阴陵泉穴等位置出现明显结块。本案还有一个特点是病程较短，发病仅12个小时，所以在察经时发现手太阴经尺泽穴处的结块虽然很大，却呈现为棉絮状反应，临床可称其为新鲜结块。如果病程较长，结块会逐渐变硬。此案正因为太阴经异常状态刚刚出现，所以运用推拿的方法可以很快奏效。

（三）湿疹

案20：陈某，女，40多岁。初诊日期：2013年12月1日。

主诉：双前臂外侧和双小腿外侧反复湿疹1年余。

病史及症候：1年前秋季开始出现双前臂外侧和双小腿外侧起湿疹，瘙痒难忍，夜间更甚，轻轻抓挠皮肤即溃烂，经多家医院治疗无效，天热后病情好转，今年秋天复发。刻下症：双侧手臂及小腿部阳经位置皮肤粗糙并有多处溃破创面，色红。夜间痒甚，影响睡眠。舌红苔厚，脉沉。

经络诊察：手太阴经和足太阴经有大小不一的肿块并有压痛，手阳明经、足阳明经有丘疹和颗粒，压痛不明显。其余经脉正常。

辨经：湿热蕴结阳明经。

选经：太阴经。

推拿治疗：先取手太阴经尺泽至少商穴段循推5遍。开始时患者感觉很疼，推几遍后可以忍受较大力度的推按，同时能感觉到太阴经缝隙内的肿块开始缩小。继续推按足太阴经阴陵泉至隐白穴5遍，足太阴经阴陵泉、地机、商丘穴处肿块较大并且疼痛最甚，太白穴酸胀但按之有舒适感。

治疗 20 分钟。并告知患者回去后每日 3 次按揉治疗经脉。

二诊（12 月 3 日）：上诊推拿后当天瘙痒症状消失，第二日皮损处恢复很多，来诊当天感觉手臂部皮肤几乎恢复正常，小腿部还有部分皮损。运用上法继续治疗。

第二年随访，病症未再发作。

【案后分析】患者连续两年秋季发病，秋气主燥易伤肺气，肺与脾同属太阴经，宣发之力变弱，使得脾气运化布散无力，使伏留于体内的湿邪与卫气相搏，发于皮肤，出现瘙痒湿疹。太阴经主湿，并主三阴在里之开，立法化湿解表。通过推运手足太阴，改善体内湿气的运化，肺气得宣，脾气得运，病邪遂得驱除，属于阳病取阴的治疗方法。

（四）全身干燥症

案 21：王某，女，65 岁。初诊时间：2019 年 8 月 10 日。

主诉：全身干燥瘙痒，五官尤甚两年，干呕不欲饮食半年余。

病史及症候：2 年前无明显诱因逐渐出现全身干燥、瘙痒症状，四处求医无果，半年前又出现干呕不欲饮食的症状。想通过推拿治疗缓解干呕一症而来就诊。刻下症：胸闷，腹胀，口苦，干呕、不欲饮食。身体沉重，小便可，大便不成形，伴里急后重，脉沉，舌苔厚，少津。西医诊断干燥症。

经络诊察：手足太阴、手足阳明、手足厥阴、手足少阳经以及任脉、督脉均有明显异常。

辨经：病在太阴、阳明、厥阴、少阳经。

选经：太阴经、阳明经、任脉。

推拿治疗：第一步，点揉背俞穴，疏通夹脊并做捏脊手法；第二步，循推肘膝关节以下手足太阴经、阳明经，点按手三里、合谷、公孙、太白、太冲、阳陵泉等穴；第三步，点按中脘、下脘、天枢、气海、巨阙、膻中等穴，并揉腹或振腹 10 分钟。治疗时间约 1.5 小时。治疗后嘱患者练习八段锦双手托天理三焦，调理脾胃需单举两式。

二诊（8 月 12 日）：患者自诉口苦缓解明显。继续按一诊方案治疗。

三诊（8 月 14 日）：患者四肢部的干燥区域开始湿润，五官部干燥症逐渐减轻。效不更方，继续按此方治疗 3 次。

六诊（8 月 20 日）：患者前日感觉夜间口中有水渣感，隔日消失。推经时太阴经、阳明经堵塞减少许多，且干呕、身体沉重感逐渐减轻。继续原方案治疗。

十诊（8月28日）：患者干呕症状消失且食欲明显改善；按照原方案继续治疗5次后，经络异常已不甚明显，遂嘱患者停诊休息。

3个月后复诊主诉干燥、干呕症状基本消除，诊察发现足太阴经、手少阳经异常，异常局部有干涩感，继而又取手足太阴经、手厥阴经、手少阳经为主巩固治疗5次停诊。

随访半年，患者情况稳定，属临床痊愈。

【案后分析】患者求诊时本想尝试着通过推拿缓解干呕问题，全身干燥瘙痒症是在医生经络诊察时询问得知，到就诊时患者干燥症状已有两年。经络诊察发现异常经络较多，最为令人震惊的是患者双侧足太阴、足阳明经肘膝关节以下的经络缝隙像是堆积了大量垃圾一般，均是大小不一的结节与沙粒。询问得知患者平素喜食水果，尤以冰镇之后最甚。患者应是长期喜冷伤及脾阳，导致中焦阻滞，浊气不降，清气不升，影响了太阴阳明经的燥湿平衡。长期的中焦阻滞又影响了少阳主枢、厥阴主阖的气化功能。治疗原则以升清降浊为主，当务之急在于帮助患者恢复太阴阳明经的升降平衡。故选择太阴、阳明经为主要治疗经脉，配合推拿厥阴、少阳经取效。临证还可以见到由阴虚津枯所致的干燥症，其经络气化的状态必定与此案不同，治疗的方法也就必定要随之改变。这便是中医临证"观其脉证，知犯何逆，随症治之"的精髓。

（五）面部淋巴肿大

案22：朱某，女，34岁。初诊日期：2019年10月20日。

主诉：面部淋巴结肿大1周。

病史及症候：1周前患者左侧前额出现一簇疱疹，引发左侧面部淋巴结肿大。刻下症：左侧眉毛至前发际散发点状疱疹，前额眉毛到发际处肿胀，左侧发际线淋巴结串状肿大疼痛，不敢张嘴。舌红，苔黄厚，口苦。脉滑数。

经络诊察：足少阳经小腿段出现鸡蛋大小硬结，同时连及足阳明经及足太阳经。

辨经：病在足少阳经。

选经：以足少阳经为主，以足阳明经辅助。

推拿治疗：沿足少阳经光明至阳陵泉穴一段反复按揉10分钟，此处结节被揉散一些；取手阳明、足少阳经井穴放血6～8滴。

二诊（10月23日）：面部疱疹明显减轻，淋巴结已消退大半，疼痛减轻八成。张嘴咀嚼不再受限，眉头处疱疹尚明显，并肿大压痛。察经：足少阳光明穴处的肿大消减很多，疼痛减轻。继续以上法治疗1个小时。

三诊（10月28日）：面部疱疹已结痂，淋巴肿大完全消退，足少阳经结节完全消散。

【案后分析】淋巴结肿大为外科常见病症，临床运用推拿方法治疗本病甚为少见。学员在经络诊察时发现足少阳经与足阳明经小腿部循行路线一处突出异常，尝试由此进行手法治疗，很快见到了效果。令人惊喜之余，更加感觉经络气化作用的强大。

注：案18～22为外科病运用推拿方法治愈的案例，非常值得反思。皮肤病等外科疾患并非是传统推拿科收治的病种，甚至有一些被列为推拿禁忌症。可见在经络医学指导下，推拿疗法在提升临证疗效的同时，临床应用范围也将得到较大的扩展。

五、儿科病症3例

（一）咳嗽

案23：睿睿，男，4岁。初诊日期：2014年12月28日。

主诉：鼻塞、流涕、咳嗽3天，咳嗽加重1天。

病史及症候：3日前洗澡后受寒，出现鼻塞、流涕、咳嗽，前日咳症加重，咳后即吐，整晚未眠（家长述昨夜咳吐满床，无法入睡，遂急于来诊）。患儿体型较胖，体重50斤，饮食量大，喜肉食。刻下症：咳嗽剧烈，影响睡眠，大便干燥，口臭，舌苔白稍厚，舌尖红。

经络诊察：手太阴经尺泽穴处有较大结块，手足阳明经均有较多结块。背部第3胸椎棘突下部位明显压痛。

辨经：患儿素体盛壮，食欲旺盛，属阳明经燥热蕴结，太阴经失宣。

选经：太阴经、阳明经。

推拿治疗：选择阳明经前臂及小腿部循行路线，重点推揉手阳明经10遍，足阳明经20遍，以指力透达经络缝隙为度，并点揉尺泽、足三里、上巨虚等穴，揉腹5分钟。该患儿耐受性较强，同时配合重捏脊（由上向下），肺俞、身柱穴挤痧。

二诊（12月29日）：诊后咳症大减，几乎已不咳。家长表示比吃药效果好很多。继续一诊方法治疗。

两天后家长来电话告知孩子咳嗽病症已完全痊愈。

【案后分析】本例病症咳声重浊，暴咳有力，症候结构属实证。经络诊察可见太阴阳明经络异常明显，加之大便干燥，口臭，舌苔厚等症候，说明患儿病机属于太阴失宣兼有肠腑气机阻滞，采用太阴、阳明经循推治疗取得显效。

（二）便秘

案 24：黄某，3 岁 4 个月。初诊日期：2013 年 6 月 30 日。

主诉：便秘 3 年，伴右侧肌性斜颈 3 年。

病史及症候：在 1 岁时被发现头向一侧偏斜。出生 4 个月左右出现便秘，曾因便秘引起疝气、肛裂两次做手术治疗。刻下症：头稍向右侧偏歪，面色白，体瘦，纳差，易感冒，大便秘结不通，7～10 天一行，舌苔白厚。

察经：手太阴经孔最穴处有硬结，缝隙狭窄；手阳明经明显异常，温溜到曲池穴一段结块较大，且右侧重于左侧。足阳明经有气肿感。右侧胸锁乳突肌中段有一长约 2cm 的硬块，左侧胸锁乳突肌上段有一花生大小硬结。

辨经：阳明经蕴热，气机不畅。

选经：太阴经、阳明经。

推拿治疗：以轻柔手法梳理推按手足太阴经、阳明经数遍，重点疏通手阳明经缝隙内的瘀结。再重点点揉尺泽、手三里、上廉、下廉、阴陵泉、足三里、下巨虚等穴。治疗时间 15～20 分钟。

二诊（7 月 3 日）：右侧胸锁乳突肌硬块已缩小至花生米大小，与左侧对比无明显差别，手太阴经孔最穴处硬结未变化，原方治疗，加点揉合谷、孔最穴。

三诊（7 月 7 日）：颈部症状缓解明显，便秘未明显变化。继续选手足太阴阳明经推拿治疗。

四诊（7 月 10 日）：便秘症状开始好转，2～3 日 1 行，质干。察经手太阴、手阳明经异常均有明显缓解。继续取手足太阴、阳明经推拿治疗 20分钟。

五诊（7 月 17 日）：7 月 13 日受凉后出现腹泻，家长述其之前很少腹泻。此后便秘症状持续好转，2 天 1 行，便质偏干。察经：手太阴、手阳明经均已顺畅。继续推按手足太阴、阳明经，摩腹 20 遍，捏脊 7 遍。

六诊（7 月 24 日）：便秘症状持续缓解，1～2 天 1 行，便质偏干，食欲明显好转，体重有所增加（1 个月增重 2 斤）。继续推按手足太阴、阳明经，摩腹，捏脊。嘱咐家长配合摩腹捏脊保健，改善脾胃功能。

六诊结束后回江西老家，1个月后电话告知便秘基本痊愈，每日1行。

患儿之后因感冒发热依然来诊，便秘一症基本痊愈，偶尔干涩，亦可自行缓解，未再加重。

【案后分析】本案最初以右侧斜颈求诊，经络诊察发现手足太阴阳明经明显异常，尤其是手阳明经异常最为严重，温溜到曲池穴一段结块较大，且右侧重于左侧。与患儿右侧斜颈症状相合。从症状表现分析本案存在斜颈、便秘两大突出症状，两者均可与阳明经经络异常完全对接。说明孩子颈部的结块仅仅是阳明经气机阻滞导致的"标"症，病机之本在太阴阳明经气运化布散失常。所以治疗方案以调节太阴、阳明经功能为主，并未做颈部局部治疗。在后来的两次诊疗中，孩子的颈部症状缓解明显，可见之前的推断完全正确。随着太阴阳明经气阻滞逐渐消散，从四诊开始便秘症状缓解，六诊而愈。

（三）发热

案 25：申某，男，9 个月。初诊日期：2013 年 4 月。

主诉：发热 39℃ 2 天。

病史及症候：受凉后出现高热 2 天。刻下症：高热，两目多眵，泪眼汪汪，面红，舌苔厚白。家长诉其前一段时间食欲特别好。

经络诊察：幼儿经络缝隙不明显，大椎穴可以搓出紫红痧印。

辨经：太阴经运化受阻，少阳经风热郁结。

选经：督脉、阳明经、少阳经宣发阳气，结合小儿腧穴推拿调理。

选穴：取督脉大椎、身柱穴挤痧（对于儿童用搓法刺激量太大，不适合），点揉手足阳明经与手少阳经的曲池、足三里、外关穴各1分钟。配合儿科手法退六腑，清天河水，清心、肝经，揉肾顶。最后耳尖放血20滴，血质较浓稠。嘱清淡饮食，待舌苔退后再喂食肉蛋奶制品。

治疗后第二天烧退，未再反复。

补记：申某今年7岁，身体强壮，每年感冒发烧1～2次，使用儿童推拿治疗，均可1次痊愈。

【案后分析】小儿外感发热的病机单纯，儿童脏气清灵，生发之力旺盛，感受寒邪容易骤然发病，邪正交争激烈，热势炽张，体温较高。此时督脉及太阳经卫阳之气被邪气所束，寒水被阻于腠理，津液不行而无汗，头项强，背部肌肉发紧。在临证亦多根据经络状态取太阴、阳明经循经推按宣发肺卫、通畅肠腑，然后捏脊7遍宣发太阳表邪。3岁以下的儿童配合小儿腧穴清天河水、退六腑，清心肝肺经以清泻火邪，揉肾顶、分阴滋阴润燥。发热较重者配合耳尖点刺放血。推拿治疗小儿发热疗效非常满意，多可一次痊愈。患儿及家长接受度非常高。

注：案23～25为经络推拿治疗小儿疾病的案例。小儿生理"脏腑清灵，血气未充，形质娇嫩"，皮脉肉筋骨均未成熟，所以经脉结构形态不如成人清晰，但由于肌肉娇嫩，皮肤腠理菲薄，病变导致的经脉异常却非常明显。临床见到的经络异常多为太阴、阳明经，与外感、饮食所伤的儿科病症十分相符。小儿抽动症或者夜间哭闹等病变，多见督脉、少阴经、太阳经的异常。与成人相比，小儿病机单纯，病程短，且儿童脏腑清灵，随拨随应，疗效迅捷。非常适用于经络推拿"问""察""辨""选""推"的思维训练与教学实践。（更多儿科案例可参考《经络医学临证研习录——针灸与小儿推拿医案集》）

附 篇

一、经络诊察与推拿思维训练 30 问

经络理论与推拿临床实践结合是一个崭新的课题，初学者会遇到许多问题，在此收录了 7 年来推拿学员在学习理论和临床应用所遇到的 30 个典型问题，分理论和实践两大类进行整理，在此根据经络医学理论和临床实际给予解答，供读者参考。

（一）理论问题

1. 十二经脉运行气血的数量是一样的吗？是如何分配的？

手足十二经脉有气血多少之分，手阳明大肠经、足阳明胃经两条经脉为多气多血之经。临床表现实证居多，经脉异常多见结块、饱满、阻滞，治疗时要注重行气活血，多以疏通手法为主。

手少阳三焦经、足少阳胆经、手少阴心经、足少阴肾经、手太阴肺经、足太阴脾经等六条经脉为多气少血之经。气多血少则易结滞，经脉缝隙常出现胀满，血少则易出现虚证，所以临证治疗在行气之余还要多加温养之法。

手太阳小肠经、足太阳膀胱经、手厥阴心包经、足厥阴肝经等四条经脉为多血少气之经。血多则易凝滞，气少则运行之力较弱，此类经脉在病理上容易出现血行滞涩，临床常可见经脉出现硬结、滞涩和紧张感。

经脉气血的分配可以用歌诀记忆。

多气多血有两经，手经大肠足经胃。

少血多气有六经，三焦胆肾心脾肺。

多血少气有四经，膀胱小肠心包肝。

2. 经络结构有深浅之分吗？

经络系统是一个立体结构，皮、脉、肉、筋、骨五体是构成经络的基本组织，这些基本组织及其所构成的特定缝隙结构与脏腑、气血津液运行之间存在着密切而广泛的联系。人体经络气血流注，表里汇通有浅深不同层次，经气在腧穴处的转输同样纵横交错，精细复杂。因此，对经络腧穴的结构没有仔细全面的诊察，就不能对病症的状态做出准确的判断。对于推拿医生来说，在临床治疗过程中要始终做到仔细观察经络异常的范围，感知手下异常

所在的结构层次以及每次治疗前后经络状态的变化，不能仅凭主观臆测判断病情。

《素问·调经论》曰："五脏者，故得六腑与为表里，经络肢节，各生虚实，其病所居，随而调之。病在脉，调之血；病在血，调之络；病在气，调之卫；病在肉，调之分肉；病在筋，调之筋；病在骨，调之骨。"此处虽然是在讲针道，实际是在讲经络气血运行的不同层次。

3. 经脉与络脉之间的区别？

《灵枢·经脉》"经脉十二者，伏行分肉之间，深而不见……诸脉之浮而常见者，皆络脉也。"经脉较深，是人体运行气血，调节阴阳的主干道，其中十二经脉与脏腑联系密切，具有明确的流注方向和交接次序。奇经八脉对十二经脉具有重要的补充和调节作用。络脉是经脉的小分支，有别络、浮络、孙络之分。浮络是浮行于人体浅表部位的络脉。孙络是最细小的络脉，亦称孙脉。十五络脉是络脉中较大者，《灵枢·经脉》："诸络脉皆不能经大节之间，必行绝道而出入，复合于皮中……"别络有本经别走表里经之意，具有加强联系和渗灌气血的作用。经脉和络脉在功能上各有侧重，但也存在密切联系，人体某些部位及器官的营养精微由经脉布散到相应的络脉进行渗灌供应。《素问·调经论》曰："风雨之伤人也，先客于皮肤，传入于孙脉，孙脉满则传入于络脉，络脉满则输于大经脉。"说明外邪侵袭人体的途径是由表及里，由络脉传变到经脉，从而伤及内脏。由于经脉与络脉循行范围和组织结构的不同，临床病症也有经脉和络脉的区别。从影响范围来看，经脉病症多与经脉循行路线及与之络属的脏腑器官病症相关，病变范围较广。而络脉病症则比较局限且表浅，多为某一个区域的病变。从起病来看，经脉病症起病快，病变较急骤，而络脉病症则较缓和，病程较慢，即所谓"初病在经，久病入络"。

4. 经络运行气血有方向区别吗？

经络系统构成复杂，十二正经是人体经气运行的主干，按照"手三阴胸走手，手三阳手走头，足三阳头走足，足三阴足腹胸"的次序循环流注，"日行五十营"。但是构成经络系统的其他经络分支还有不同的运行方向，如十二经别，从四肢肘膝别出流向体腔；十二经筋起于四末，向心方向结聚散络，在肢体运动时，经筋也会推动气血向心流动；十二经络脉则在四肢部向表里经横向流动；任脉、督脉和脾之大络三条络脉在躯体前、后、侧面呈现较大面积的布散流动。此外，经络气血的流动方向也与脏腑经络的虚实状态有关。

内脏气机充实，则由躯干流向四肢，脏器虚则会出现反方向的流动。所以经络气血的运行方向是非常复杂的，需要根据临床病情和经络状态具体判定。

5. 怎样理解奇经八脉和十二正经之间的关系？

《难经·二十七难》曰："脉有奇经八脉者，不拘于十二经，何谓也？……圣人图设沟渠，通利水道，以备不虞。天雨降下，沟渠溢满，当此之时，霶霈妄行，圣人不能复图也。此络脉满溢，诸经不能复拘也。"可见古人认为奇经八脉具有调节十二经脉的生理功能，如同沟渠水库对河流水量的调节功能。古代先哲运用取象比类的思维形象地描述了奇经八脉所具备的特殊功能，十二正经类似自然界中的江河，在正常情况下，江河中水量、流速和流动方向只是在一定的限度内上下浮动，基本稳定。但在出现极端气候变化时，河水的容量、流速则会出现较大幅度的变化，超出河流自身的调控能力。如：天降大雨，导致江河水位快速上涨；或者遇大旱时节，河水减少甚至导致河水干涸，无法完成正常灌溉、运载的功能，此时如果没有预先兴修水利以备不然，就可能导致大的灾难。奇经八脉类似于水库、湖泊对于江河水量的调节功能，可以沟通十二经脉之间的联系，并对十二经气血有蓄积渗灌等调节作用，使十二正经气血的盛衰变化保持稳定，保证人体脏腑气血的正常供应，维持人体的健康状态。

6. 怎样理解藏象理论与经络理论之间的关系？

经络气化的动力来源于五脏。构成人体的重要精微物质，如气、血、津液、精等物质均由五脏化生，而这些物质转输灌渗至人体各部则主要在经络系统中完成，即经络气化的过程。经络气化功能可以在经络循行线路上（皮、脉、肉、筋、骨形成的缝隙中）表现出来。经络与脏腑在功能结构上都存在密切联系，脏腑为机体生命活动提供物质能量，经络则是调控脏腑气血转输运行的场所，人体生命活动的所有过程都在经络中发生，并受经络的调控，并非普通意义上简单的气血运行的通道。

7. "阴阳"如何演变为"三阴三阳"？

阴阳这一哲学概念最早是在西周末年正式出现在《国语·周语上》中，但作为明确的含义以符号形式出现则是在《周易》中。后来被道家的创始人老子阐发，成为古人论述万事万物发展变化规律的一个基本概念。借鉴北京中医药大学张其成教授的观点，对于"阴阳"概念从"一阴一阳"到"三阴三阳"的演化过程，从文献记载的角度找出它们的逻辑线索，有助于我们理清一些关于概念的争论。①一阴一阳：《周易》一阴一阳之谓道。②二阴二阳：《十六经·观》（1973 长沙马王堆汉墓帛书）记载："无晦无明，未有阴阳，阴阳未定，吾未以有名。今始判为两，分为阴阳，离为四时"，始有太阳、少阳，太阴、少阴对应的四时之序。③三阴三阳：《道德经》"道生一，一生二，二生三，三生万物，万物负阴而抱阳，冲气以为和"的思想，《周易》中天、地、人"三材"思想，都对"三阴三阳"概念产生了直接的影响。至此在二阴二阳基础之上形成了"三阴三阳"的认识层次。在太阳、少阳之外，又有阳明的概念：两阳合明谓之阳明。在太阴、少阴之外，又有厥阴的概念：两阴交尽谓之厥阴。《内经》时代，三阴三阳的理论已经非常成熟，三阴三阳理论形成了"开、阖、枢"完整的认识体系。这一认识方法对于我们认识气化理论有着至关重要的作用。

8. 怎样理解三阴三阳与六气之间的关系？

三阴三阳外化为天之六气则为风、寒、暑（热）、湿、燥、火；内化为人之经脉则为六经；内化为脏腑则为六脏（五脏加心包）六腑。六气、六经与六脏六腑都在某些方面符合三阴三阳的运动规律，相互之间存在着相感、相通、相因的联系。从这些方面把握六经气化，便能抓住其主要的规律和特点。人体通过经络系统的六经（太阳、少阳、阳明、太阴、少阴、厥阴）调节相应脏腑气化状态以适应自然界六气（寒、暑、湿、燥、火、热）的变化，如果六气太过或不及，超过了六经的调节与平衡限度，人体不能适应，就要发生疾病，轻则经脉病，重则累及相应的脏腑发病。

9. 如何理解开、阖、枢的含义？

太阳为阳之表，太阴为阴之表，俱属于开。两阳合明为阳明，两阴交尽为厥阴，俱属于阖；开阖关键在于枢，枢又有阳枢、阴枢之分，少阳位于太阳、阳明之间，为阳中之半表半里，转太阳则开，转阳明则阖，为阳中之枢；少阴位于太阴、厥阴之间，为阴中之半表半里，转太阴则开，转厥阴则阖，故为阴中之枢。开阖枢的理论在阐述人体基础结构的层次中具有很重要的价值，是指导我们临床运用六经气化理论概括人体生理、病理规律，指导中医临床各科治疗的一个重要概念。"开、阖、枢"理论可以高度概括六经气化的生理病理特点，六经病变的发生，是其所属经络脏腑开、阖、枢作用失调的结果。

10. 怎样理解三阳开阖枢的生理功能？

太阳为三阳之开，太阳经与督脉同行身后，统摄营卫二气护卫肌表：一方面主司汗孔的开合，另一方面抗御外邪，防止入侵，其太阳经通行营卫，其膀胱腑又主司气化。因此太阳的作用为上行外达，故称太阳为开。主一身之表，其生理特点可概括为"开"；当正气不足，外邪侵袭人体，太阳首当其冲而发病，导致"开"的机能紊乱；或者当开而反闭，见发热恶寒、汗不出而喘；或当"阖"而反开，致汗出恶风，脉浮缓；或气化不行而口渴，小便不利。总之，太阳之气不能上行外达卫外而为固，腠理开合紊乱不节，以致产生太阳病。

阳明位于三阳之里，阳气蓄内主腐化传导，内连胃、大肠两腑，气机运行为"内行下达"。其气化特点为"阖"，与太阴互补维持燥湿平衡，保证消化功能"升清降浊"功能的正常。邪侵阳明，机体内行下达的机能遭到破坏，不能够腐化传导，升清降浊，则其阖的功能紊乱，出现不能食、大便燥结或呕逆、小便数、热结旁流等症，若其阖的作用进一步破坏，阳气不能内蓄，反而外蒸上逆则见潮热、谵语、大汗等症。

少阳位于半表半里，为始生之一阳，其气萌芽，向上向外，最畏抑郁，其气化特点为"枢"；少阳病多为枢机不利，升发条达不及而为病，病机可通里达表，病症变化多端。例如正邪分争于半表半里，风热壅盛，故有往来寒热、胸胁苦满、心烦喜呕的症状。少阳病，既可外兼太阳，也可内兼阳明，因而在三阳中有着重要的转枢作用。

11. 怎样理解三阴开阖枢的生理功能？

太阴居阴分之表，有行气化湿功能，主宣发、输布营阴津液，凡气血化生，血脉周流，津液四布都赖于太阴的布散，其气化特点为"开"；太阴病是失其宣散、输布、运化的作用，也即"开"的机能障碍所导致的结果。如水津不能运化转输则见腹满时痛、呕吐下利不渴等症，是足太阴脾运失职，当"开"不开；而肺气壅郁不开，则见喘满、咳嗽等症，是手太阴肺气不开所致。

少阴居于阴分之中，为二阴，主宰心阳和命火的转输，以阳气为主导宣布通达精血（最为精微的能量物质）到全身，其气化特点为"枢"；少阴病多为太阳受邪内陷少阴或者因素体阳虚寒邪直中。少阴枢机不利，则心肾之间水火不交，各自为政，可见心烦不眠的热化证，又可出现脉微、但欲寐、下利的寒化证，还可见到单纯枢机不利的少阴阳郁证。

厥阴居阴分之里，为两阴交尽，由心包脉下潜阴血蓄藏于肝脏，保证厥阴所藏阴血在全身的调配布散。少阳与厥阴相表里，相火蓄含于内，以助少阳疏泄条达全身气机。厥阴气化特点为"阖"；若厥阴阖的机能失常，则出现寒热不相顺接，而见错杂胜负、四肢厥逆之象，阴血不能潜藏则见呕吐或下利脓血等症。

12. 十二经主气与时间的关系？

一日之中，十二经气血运行有固定的时间次序。人身气血，从中焦开始，上注于肺，经过肺经、大肠经、胃经、脾经、心经、小肠经、膀胱经、肾经、心包经、三焦经、胆经、肝经，时序从寅时（凌晨 3-5 点）开始，止于丑时（凌晨 1-3 点），再流注于肺经，如此循环往复不息。十二经主气的时间表在临床上有实际意义（图附 1-1）。例如胸膈气机郁结导致的咳嗽，往往会在晚上 9 点前后发作或者加重，再结合经络诊察在患者手厥阴心包经出现明显异常，可以为准确辨经提供依据。另外，十二经主气时间也可以为推拿治疗提供精准时机。

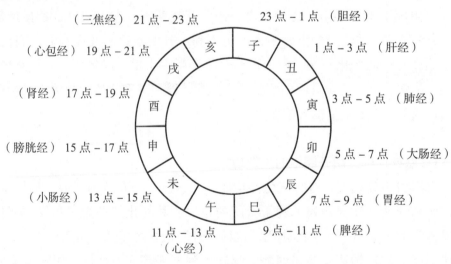

附 1-1　十二经主气时间表

13. 表里经具有什么样的生理联系？

手足三阴、三阳十二经脉，通过经别和别络相互沟通，组成六对"表里相合"关系，即"足太阳与少阴为表里，少阳与厥阴为表里，阳明与太阴为表里，是足之阴阳也。手太阳与少阴为表里，少阳与心主（手厥阴心包经）

为表里，阳明与太阴为表里，是手之阴阳也"。

相为表里的两经，分别循行于四肢内外侧的相对位置，并在四肢末端交接；又分别络属于相为表里的脏腑，从而构成了脏腑阴阳表里相合关系。十二经脉由于相互表里两经的衔接而加强了联系。由于相互络属于同一脏腑，使互为表里的一脏一腑在生理功能互相配合，在病理相互影响。在治疗上相互协同配合。

14. 同名经气化具有什么样的生理联系？

同名经是三阴三阳经在手足循行上的延续，在生理功能上具有协同作用。①手足太阴经：肺与脾的关系，主要表现在气的生成和津液的输布代谢两个方面。经脏相通，主气行营，二者在生理上相因相生，肺为主气之枢，脾为生气之源；在病理上肺主气的功能障碍与脾化湿的功能障碍密切相关，故有"脾为生痰之源，肺为贮痰之器"之谓。②手足少阴经：古籍称心为君火，肾为相火（命门）。二者经脏相通，在生理上水火相互制约，决定着人体能量的生成与运行，心阴心阳与肾阴肾阳之间相互依存，心血与肾精之间相互滋养，达到阴阳和谐的状态。在正常情况下，心火必须下降于肾，助肾阳以温肾水，使肾水不寒，肾水必须上济于心，助心阴以使心阳不亢。古人称这种关系为"水火既济""心肾相交"，为心肾两脏阴阳动态平衡的重要条件。③手足厥阴经：心包为心之臣使，主血脉运行，肝主分配、贮藏、净化血液。二者经脏相通，主要表现在血液运行及神志方面的依存与协同关系。血液生化于脾，贮藏于肝，通过心而运行于全身，心包为心行令，手足厥阴配合可以主脉行血，不仅保证血液循环正常运行，而且可协调各个组织器官的血液分配，满足不同的生理需要。④手足阳明经：胃主受纳腐熟水谷，大肠主传化糟粕，手足阳明经腑相通，功能相续，共同承担水谷腐化、传导、运行，以及津液的输布、营养濡润肌肤的生理作用。⑤手足少阳经：胆与肝相表里，可以选择性地吸收来自水谷中的精微物质，并通过与三焦通行全身气机的功能相续。手足少阳经腑相通，主行气布化，完成人体周身所需清阳之气的正常输送。⑥手足太阳经：小肠泌别清浊，膀胱则有藏津液之功能，二者经脉循行有诸多交会，完成宣发行阳的气化作用，经腑相通，共同完成生血行津液的生理功能。

（二）实操问题

1. 如何判断经络异常形成的原因是经络气血运行异常还是周围组织劳损？

经络异常是以经络缝隙中的各种阳性反应为主要表现。《灵枢·刺节真邪》云："用针者，必先察其经络之虚实，切而循之，按而弹之，视其应动者，乃后取而下之。"医者通过审、切、循、扪、按等方法诊察经络，判断经络的气血运行状态，还需要分析这些异常状态形成的原因。

根据临床实践所得，一般情况下由于构成经络缝隙的周围组织结构劳损所形成的异常多出现在单侧，部位比较局限，多有明确的外伤病史，影响关节肌肉的活动功能。由于经络气血运行障碍出现的异常沿经络路线分布，不局限在一处，多呈双侧分布。这些结块、条索等异常一般不影响关节肌肉的活动。

2. 如何区别较大结节与较小结块？

结节是实性的异常，一般经过较长时间气血瘀结形成，质地比较硬，多出现在经络较深层次，结节经过一两次推拿治疗一般不会有明显变化，需多次治疗才可以缩小，很难完全消失。结块产生时间相对较短，质地较软，或者有中空的感觉，多见于气血比较旺盛的部位，比如手足三阳经小腿段及阴经的肘膝关节附近，初期形成的结块质地比较柔软，沿经络推揉数分钟就可揉散，长时间形成的结块质地稍硬，经过一段时间的推拿治疗可以完全消失。

3. 怎样辨别经络异常的层次？

《素问·刺齐论》曰："所谓刺皮无伤肉者，病在皮中，针入皮中，无伤肉也。刺肉无伤筋者，过肉中筋也。刺筋无伤骨者，过筋中骨也。"这一段讲的是刺法层次的要求。实际上在推拿临床也是一样，辨别病变所在部位经络的层次也是非常考验推拿医生功力的。在诊察时要以轻、中、重不同程度的力量循推按压经络缝隙，感知经络在皮下筋膜层、肌肉层、深筋膜及骨关节层等不同组织层次出现的异常变化，判断经络异常所处的层次可为推拿治疗施术的部位、层次、方向、力度和施术手法提供客观精确的依据。

4. 临床每次治疗都需要诊察所有经脉吗？怎样处理诊察与治疗之间的关系？

经络诊察是临床推拿治疗施术的依据，所以在首次接诊患者时，需要尽可能详细诊察全身经脉。如果接诊病患较多，时间不允许，可以先诊察一侧上肢的三阴经和三阳经，再诊察对侧下肢的三阴经和三阳经，保证对患者手足三阴经和三阳经气血状态有一个全面了解。在推拿治疗过程中，还需要根据治疗发现，从头胸腹和背腰部经脉状态结合四肢部经脉诊察所见进行对接，不断修正诊断结果，获得更好的疗效。

5. 经脉异常的形态与病症性质有关吗？

经络异常的形成与经络气血虚实状态密切相关，所以异常表现出的形态与病症性质是有关系的。如虚证的表现多为细络、脆络、凹陷、松弛等形态；实证的表现则多为结节、结块、紧张、僵硬、隆起等；津液不足之症可见皮肤干燥、肌肉缝隙弹性差；痰湿停聚之症则见经络缝隙饱满、暄软类似沼泽泥潭的感觉；气机郁结之症可见经络缝隙狭窄、指下感觉滞涩和细小砂粒等。

6. 如何理解病症性质与经络异常不相符合的现象？

经络诊察发现的有异常变动的经脉，一般情况下与临床症候是一致的，如咳喘病症在手太阴肺经出现结节、结络等明显异常，胃脘胀满患者出现足阳明胃经的饱满和结块等。但有时候，经络诊察发现的异常与病症却不一致，如同样是咳喘病症反见手阳明大肠经变动，心悸病症见足少阴肾经变动，便秘病症见足厥阴肝经和足少阳胆经变动。这种不一致反映出疾病病机的复杂性，也是经络传变、标本根结等经络医学理论在临床的具体表现。

7. 为何在四肢部诊察以外，还要进行头面躯干部的经络诊察？在临床如何将四肢部诊察与头面躯干部诊察相结合？

《素问·举痛论》曰："寒气客于肠胃之间，膜原之下，血不得散，小络急引故痛，按之则血气散，故按之痛止。"《灵枢·岁露论》亦云："其内搏于五脏，横连募原，其道远，其气深，其行迟，不能日作，故次日乃蓄积而作焉。"《灵枢·百病始生》曰："是故虚邪之中人也……留而不去，传舍于肠胃之外、募原之间，留著于脉，稽留而不去，息而成积。"从古籍记载中可见，四肢经络对于病症的反应存在一定的局限性，有些病症邪气蓄积于肠胃、膜原之间，有些则客居于头面背腰部位，如果只是在四肢进行经络诊察就不能全面掌握经络气化状态。在具体应用中可从临床实际出发，灵活运用。详见本书的经络诊察章节。

8. 为什么患者临床病症很重，经络异常却不明显？

这种情况多属于经络疲劳。原因多为病情未得到及时恰当的治疗，由于失治、误治，或刺激量过大、疗程过长、治疗方法不恰当，或者长期服用某些药物，比如激素类、止痛药、抗抑郁症药物或吸毒等原因所造成。

经络疲劳的主要表现是病症症状与经络异常不能对接，病症很重，经络异常却不明显。此时进行推拿治疗疗效不佳。对于经络疲劳的患者需要明确导致的原因，切断源头，同时采用艾灸气海、关元、足三里等补益气血的方法使经络气化功能得到恢复，不可过多刺激经络。

9. 临床推拿治疗时怎样进行经脉配合？

《素问·调经论》载："身形有痛，九候莫病，则缪刺之；痛在于左而右脉病者，巨刺之。"《灵枢·终始》载："病在上者下取之，病在下者高取之。"《素问·缪刺论》载："夫邪客大络者，左注右，右注左，上下左右与经相干，而布于四末，其气无常处，不入于经俞，命曰缪刺。"在临床经常会出现上下左右经脉状态不同的表现，多发生于四肢关节气机瘀滞的情况。比如肩周炎、膝关节肿痛等，这些病情往往可以在其上、下、左、右同名经的相同关节部位发现明显的异常反应点，此时可以根据病情特点，进行上、下、左、右同名经配合应用。如左侧踝部扭伤，位置在丘墟穴附近，可在右侧丘墟穴处或者右侧腕部的阳池穴附近察看有没有异常变化。若有，即可取右丘墟或右阳池进行点按治疗，同时配合患处关节活动。如右髋关节部位扭伤，病在少阳经，则可在左肩部的少阳经路线寻找对应的部位。这种经脉配伍方法，首先要在病患局部诊察，判断是何经脉的经筋病变，比如左肩部扭伤，需要判断是属于阳明经、少阳经还是太阳经？然后再按照同名经的分布在右胯部找寻敏感点，如果发现明显异常，就可以考虑用此法。

10. 经络诊察时发现多条经络都有异常，应怎样取舍？

有些病症在诊察时发现异常经络非常多，往往会令初学者不知所终，无从下手。一般处理原则：①在所有异常经络中选择反应最突出的一两条经脉，判断二者是否存在联系，比如慢性哮喘的患者，多可见到太阴经、阳明经异常最为突出，二者又是表里关系，可以选择这两组经脉作为调整的首选经脉。

②选择与主症直接联系的经脉，如肩周炎患者年值七七，肝肾亏虚，多有情绪不稳定、睡眠差等症，诊察时会发现很多经脉异常。此时需要选择与肩周炎关系最密切的手足三阳经进行调理，其他经脉异常可以在主症缓解之后再图久治。

11. 对虚实夹杂类疾病，经络诊察在阴阳经都有异常时，如何选择治疗经脉的顺序？

《素问·标本病传论》曰："凡刺之方，必别阴阳，前后相应，逆从得施，标本相移，故曰有其在标而求之于标，有其在本而求之于本，有其在本而求之于标，有其在标而求之于本。故治有取标而得者，有取本而得者，有逆取而得者，有从取而得者。"虚实夹杂类疾病需要辨析疾病的主因，分清标本与缓急，按照"急则治其标，缓则治其本"的原则，选择推拿相应的经脉。如感冒中后期，有咽喉肿痛，声音嘶哑等症，经络诊察发现手阳明大肠经异常明显，因此病变经脉是阳明经，然病久必损耗阴津伤及肺阴，这时就需要重点选择其表里经，即手太阴肺经作为治疗经脉，这就是临床"阳病取阴，治病求本"的治疗原则；而在各类病症中凡出现大小便不利的急症者，不论经脉的状态如何，都应以通利大小便为先，此为"急则治其标"的原则。

12. 为什么在经络推拿的治疗期间，每次经脉的异常表现都会出现变动？

在治疗期间，随着经络气化状态改变，经络的异常表现也会出现变化。比如气滞血瘀型闭经患者在第一次治疗时，腹部和背部肋间隙郁结严重，但是四肢经脉里的结块、结节并不突出。在经过第一次手法治疗后，患者腹部硬结变软，四肢温度提升，周身的气血循环顺畅起来，经络气化状态随之调整，能量物质重新分布，郁结日久的积滞也在四肢部位显现出来。所以，临床治疗的重点并不在于那些显现出来的经络异常本身，而是要改善经络气化状态，恢复经络"行血气而营阴阳，濡筋骨，利关节"的生理功能。

13. 经络推拿有没有方向的要求？

举例来说，由于鱼类游动的逆向作用力，鱼鳞的生长是有方向性的，就是顺着水流的方向生长排列。在人体直立行走的生理状态下，受到地球引力的作用，人体皮、脉、肉、筋、骨等组织结构也会呈现出离心方向的堆积和挤压，气血运行也会受到这种应力的影响。所以，在运用经络调整人体经络气血的时候，不仅需要考虑经络流注的方向，同时也需要考虑推拿力线的作用方向。经过临床案例观察，在经络诊察和推拿时，寻找和消除经络异常时，一般都是采用向心方向，就像去鱼鳞时的道理一样。采用向心方向比较容易发现经络异常，而在调理经络时则需要顺着经络气血运行的方向进行，这样易于使已经被推散的气血郁结顺经运行而消散，所谓顺水推舟的道理。

14. 患者症状变化不明显时，如何通过经络诊察判断病情？

经络诊察所见的异常是经络气血变动产生的反应，所以经络的变化先于症状的变化，临床要全面准确地认识病症必须要对全身的经络状态进行仔细的诊察，对经络的虚实了然于胸。在治疗过程中，既要通过四诊对疾病症状变化有明确的记录，还要仔细观察经络状态发生的变化，才能对病症的发展转归有准确的判断。比如糖尿病患者血糖值不会在短时间发生变化，但是在治疗过程中发现其太阴经的异常逐渐减轻，地机到漏谷处的结块逐渐减少消散时，即使患者的症状和血糖值没有显著的变化，也能得出疾病在向好的方向转归的准确判断，继续坚持治疗症状则会发生显著变化。

15. 经络推拿与普通推拿有什么不同？有什么特殊手法？

经络推拿主要目的在于调整改善经络气化的状态，而普通推拿操作则重点在于调整局部软组织的异常状态。因此，经络推拿的操作部位就是沿着经络循行的路线进行。凡是可以调整经络状态的推拿手法都可以应用，目前重点使用的手法有如下几种：①异常经脉的整体调理——推、理、按揉；②病灶局部和腧穴位置的推拿手法——撩法、点揉、捻捏；③皮、脉、肉、筋、骨的不同层次经络结构的调整——割皮、解肌、决脉、结筋、正骨复位等。

16. 临床应用经络推拿的关键点有哪些？

在临床应用经络推拿的过程中有三点至为关键：第一，要知病变所在，并非仅靠推理，必须获得可靠的证据。证据包括两方面：患者的症候表现和经络异常。第二，要知病之所以生，也就是机体的气血运行的总体状态和变化过程及变化趋势，这一点需要详细了解起病过程，同样需要结合患者的表现以及经络状况。第三，要知治疗是否有效，对于推拿治疗的效果，很多医生心中并没有把握，只是依靠患者的主观感受。运用经络推拿可以通过经络诊察获得患者身体信息的第一手资料，在治疗过程中，依据患者的经络变化，推拿医生完全可以做到诊病心手相应，治疗应手而解的理想效果。

二、推拿临床 30 种常见病经络诊察异常一览表

根据 7 年来的教学与临床观察，经络理论在推拿临床适用范围极广，在伤科、内科、妇儿甚至五官科及外科都取得了很好的疗效，为了使学习者更好地掌握经络推拿的基本原理和方法，为临床治疗提供思路。我们与多家医疗推拿机构的推拿医师或技师合作，整理了推拿临床 30 种常见病的经络诊察异常所见，由于病例数量有限，表中的经络异常收集还很不完善，希望学习者在临床参考应用的同时，多加修正和补充完善。

序号	病症	证型	症候表现	诊察异常
1	颈肩痛	风寒痹证	颈痛，转动不利	手太阳经后溪穴至支正穴附近结节、压痛；足太阳经通谷穴至金门穴处结节或压痛；手太阴经太渊穴至经渠穴附近结节；手阳明经阳溪穴至温溜穴压痛结节
2	背痛	风寒痹证	酸痛，僵硬，转动及俯仰不利	手太阳经后溪穴至支正穴附近结节、压痛；足太阳经通谷穴至金门穴处结节或压痛；督脉相应阶段压痛、偏歪或剥离感
3	腰骶部疼痛	腰肌劳损、腰扭伤、腰椎间盘突出症等	腰痛、运动障碍或连及下肢	督脉相应阶段压痛、偏歪或剥离感。足太阳、足太阴、足少阴经四肢部结块、结节、压痛等（肘膝关节以下部位）
4	四肢关节痛	膝关节	膝关节疼痛、肿胀，活动不利	局部经脉循行所过处，肘部对应经脉可触及压痛或结节
		肩关节	肩关节疼痛、各方向活动障碍、昼轻夜重	局部经脉循行所过处，髋部、踝部对应经脉可触及压痛或结节
		踝关节	踝关节屈伸不利、肿胀、跛行	局部经脉循行所过处，腕部、肩部对应经脉可触及压痛或结节
		肘关节	肘关节疼痛，屈伸不利或不能持物、拧毛巾等动作	局部经脉循行所过处，膝部对应经脉可触及压痛或结节

序号	病症	证型	症候表现	诊察异常	
5	头痛	阳明头痛	前额部头痛，痛连眉棱骨，脘腹不适，食欲不佳，大便不调	手足阳明经、手足太阴经偏历、丰隆等穴及头面部眼眶及鼻部附近有结节和痛点	
		少阳头痛	侧头部痛，烦躁易怒，口苦咽干、舌边红	手足少阳经会宗、四渎、悬钟、足临泣等穴及侧头部角孙穴等有痛点或阳性反应物	
		太阳头痛	后枕连及颈项部痛并僵硬不适，背强痛，不能俯仰	手太阳经后溪、腕骨穴处、后枕部天柱等穴处有痛点或阳性反应物	
		厥阴头痛	痛在颠顶连及目系，两胁胀满，情绪不畅，月经不调	手足厥阴经郄门、蠡沟、太冲等穴及头顶部有痛点或阳性反应物	
6	失眠	心脾两虚	失眠，心慌气短，腹胀，大便不成形，体倦乏力	手少阴经神门—通里穴一带有脆落或硬结。少海—青灵穴一带有结块，压痛明显。督脉头部百会穴附近头皮松软，有压痛	足太阴经太白穴空虚，漏谷至阴陵泉穴一线空虚或有结节痛点。督脉头部百会穴附近头皮松软，有压痛
		心肾不交	心悸，失眠，多梦，五心烦热，腰酸，小便清长		足少阴经内踝太溪穴附近凹陷、松弛或有紧张感
		痰热内扰	心烦失眠，脘腹胀满，大便黏腻，臭秽，小便黄，舌红苔黄		手足阳明经手三里、丰隆、足三里等穴附近饱满或有痛点结节。足太阴经漏谷—阴陵泉穴有结节痛点
		肝肾阴虚	失眠多梦，烦躁易怒，五心烦热，乳房胀痛，腰膝酸软		足少阴经照海—筑宾穴一带有结节痛点，阴谷穴有压痛。手足厥阴经大陵—郄门、蠡沟—曲泉穴有结节压痛

序号	病症	证型	症候表现	诊察异常	
7	胃痛	饮食积滞	胃脘胀痛，纳差，嗳腐吞酸	任脉胃脘部胀满或结块，手足阳明经四肢部有饱满或压痛	手足太阴、阳明经异常突出
		胃寒	胃脘冷痛，喜暖，拒按		胃脘部较硬，扪之有寒凉感
		胃热	胃痛，有灼热感，消谷善饥，口臭，便干，味臭		胃脘部胀满，扪之有热感
		肝气犯胃	胃脘胀痛，连及两胁，嗳气频作，烦躁易怒		胁肋区疼痛或肋间隙有结节。手足厥阴经内关、郄门、蠡沟、曲泉等穴处压痛或结节条索
		胃阴不足	胃脘隐隐作痛，嗳腐吞酸，五心烦热，便干		胃脘部有空虚感，皮肤干燥，手足太阴经四肢部有结节、压痛或空虚感
8	腹泻	寒湿泻	腹泻，腹痛，喜暖	腹部较硬，按之有压痛手阳明经手三里—曲池穴空陷，下廉穴附近结块；足阳明经下巨虚穴硬结	手足太阴经缝隙不清，多结块
		湿热泻	腹泻急迫，便臭，肛门灼热		手足太阴、阳明经结块较多
		脾虚泻	腹泻，发病缓，纳差，倦怠乏力		手足太阴经缝隙松弛，肌肉弹性差
		肝脾不和	腹泻，腹痛，精神抑郁，纳差，体倦		足厥阴经太冲穴结节、有压痛，蠡沟—中都穴经络缝隙内有结节
		脾肾阳虚	晨起腹泻，喜暖喜按，四肢不温，腰膝酸软		腹部气海、关元穴处空虚，按之陷下。足太阴、足少阴经脉缝隙空虚

195

附

篇

序号	病症	证型	症候表现	诊察异常	
9	便秘	实秘	便干，烦躁，腹胀、口渴，小便黄	腹部较硬，脐旁按之有包块压痛。 手阳明经上、下廉—手三里穴一段结块；足阳明经上、下巨虚穴一段硬结	手足阳明经肌肉张力高
		虚秘	便干或不干，倦怠乏力，五心烦热		手足阳明经肌肉松弛，手足太阴经按之酸痛
10	胸痹	心血瘀阻	心胸疼痛，如刺如绞，痛有定处，入夜尤甚，甚则肩背痛、可因暴怒、劳累加重，面色晦暗，唇甲紫黯	任脉胸骨段按之疼痛，皮下有肿胀感，背部膀胱经2～7椎旁有压痛或结节。手厥阴经缝隙狭窄，曲泽穴附近结块、手少阴经紧张	手足厥阴经缝隙紧，有结络或结块
		气滞心胸	心胸满闷，隐痛阵发，善太息，遇情志不遂时容易诱发或加重，得嗳气或矢气则舒		手足少阳经结节、结块
		痰浊闭阻	胸闷重，胸痛轻，痰多，遇阴雨天而易发作或加重，形体肥胖，肢体沉重乏力，纳呆便溏，舌边有齿痕		手足太阴经缝隙不清，足阳明经丰隆穴硬结
11	胁痛	肝气郁结	情志不舒，胁肋胀痛，善太息	足厥阴肝经胁肋部渊腋、辄筋穴及肋弓处压痛或有结节；下肢太冲、蠡沟穴至曲泉穴段可见压痛、结节	手厥阴经缝隙狭窄，曲泽穴结块
		肝胆湿热	烦躁易怒，头胀，面红，溲黄，口苦		足少阳胆经悬钟—阳陵泉穴段可见压痛及结节

序号	病症	证型	症候表现	诊察异常	
12	鼻塞不通（过敏性鼻炎）	太阴运化失畅	鼻塞流涕，嗅觉减退	迎香穴有增厚感，通天穴有压痛、结节	手太阴经尺泽、孔最穴结块或结节，足太阴经三阴交—阴陵泉穴有阳性反应物
		厥阴郁结	鼻塞，目胀额紧		手厥阴经曲泽穴硬结，背部厥阴俞穴敏感压痛
13	咳嗽、咽痛	外感咳嗽	咳嗽，咽痛，恶寒发热，项背酸痛	手太阴经孔最—尺泽穴段可见压痛或结节，列缺穴处有增厚感	手阳明经合谷、阳溪穴异常
		内伤咳嗽	咳嗽日久，脾虚者痰多，纳差，腹胀；阴虚者无痰，咽干，烦躁，便干；肝气犯肺者，咳嗽，易怒，善太息，胁胀。		手太阴经孔最—尺泽穴段可见压痛，或结节，或有空虚感，足太阴经三阴交—阴陵泉穴段可见松软或有结节
14	耳鸣耳聋	高频	蝉鸣声或刺耳的尖叫声	患侧耳周（耳前和耳后乳突部位）可触及增厚感及压痛	手足少阳经异常明显，足少阴经内踝附近有空虚感
		低频	嗡嗡样耳鸣，耳堵		手足阳明经缝隙不清晰，多结块
15	痛经	寒湿凝滞	经行腹痛，色暗有块，冷痛拒按，面白	腹部任脉、足少阴经脐以下至耻骨处有结节和疼痛，足厥阴经蠡沟穴附近有痛点	
		肝胆湿热	经行腹痛，有血块，少腹明显，经前乳房胀痛，烦躁易怒，口苦咽干	腹部足少阳经五枢、维道穴附近有痛点或结节；足少阴经脐以下至耻骨处有结节和疼痛，足少阳经绝骨至外丘穴区域结块、压痛。足厥阴、足太阴经行间、太冲、中都、曲泉、地机穴区域压痛或结节	
		气滞血瘀	经前经期腹部胀痛拒按，有块，排出痛减，经前乳房胀痛，精神抑郁、易怒	腹部足少阳经五枢、维道穴，足厥阴、足太阴经行间、太冲、中都、曲泉、地机穴区域压痛或结节，附近有痛点或结节	

序号	病症	证型	症候表现	诊察异常
16	闭经	气滞血瘀	闭经，精神抑郁，胁痛，乳房胀痛	手厥阴经大陵—郄门穴，足厥阴经行间—曲泉穴，足太阴经三阴交—地机穴处触及压痛及结节
		痰湿阻滞	闭经，纳差，腹胀满，便黏腻，苔厚腻	足太阴经三阴交—阴陵泉穴处触及压痛及结节；足阳明经小腿段压痛饱满；手阳明经温溜—手三里穴附近有结节
		气虚虚弱	闭经，面白，头晕，失眠，乏力	足太阴、足少阴经三阴交—阴陵泉、太溪—复溜穴处触及空虚感及压痛；足阳明经小腿段空虚感；足厥阴经地机—曲泉穴处压痛空虚；足少阴经太溪—复溜穴空虚；足太阴经三阴交—阴陵泉穴段压痛及结节
		肝肾阴虚	闭经，心烦多梦，易怒，腰膝酸软，五心烦热，便干	腹部任脉小腹及腹股沟区有压痛及结节；足少阴、足厥阴经肌肉弹性差
17	乳腺增生	肝胃不和	乳房胀痛，可触及包块，精神抑郁，经前痛甚，月经不调	手厥阴经郄门穴附近、足厥阴经中都穴附近、足太阴经地机穴附近有结节；足少阳胆经渊腋、辄筋穴附近有疼痛点
18	更年期综合征	肾阴虚	头晕、耳鸣、腰膝酸软、五心烦热、两目干涩、烦躁易怒、失眠多梦等	手足少阴经、手足厥阴经、手足少阳经肘膝以下路线可见结节、气泡、饱满等反应
		肾阳虚	腰膝冷痛、尿频、四肢不温、纳少便溏等	手足少阴经、足太阴经、手足阳明经肘膝以下路线可见结节、松软、发凉等反应
19	高血压（眩晕）	肝阳上亢	头胀痛、眩晕、两胁不舒、急躁易怒	手足厥阴经缝隙紧张，足少阳经足踝部以上肿胀，有充气感
		痰湿壅盛	头目重胀、眩晕、脘腹胀满、口黏、大便黏腻不爽	手足太阴、阳明经异常明显，缝隙不清，多结块
		肾阴不足	眩晕、耳鸣、眼花、腰酸，心悸、失眠、健忘	手足少阴经缝隙较宽，摸之无弹性，神门、太溪处松软，重者有凹陷

序号	病症	证型	症候表现	诊察异常	
20	糖尿病	上消	口渴，口干，舌红	手足太阴经缝隙不清，漏谷—地机穴一段结块或者增厚	手足太阴与阳明经异常；腹部脂肪堆积，肌肉弹性差
		中消	多食，腹部脂肪堆积，苔厚腻		
		下消	多尿，眠差，皮肤干，腰膝酸软		手足少阴经缝隙紧
21	脑血管病	后遗症期	一侧肢体运动感觉障碍，口眼歪斜，言语不利	手足太阴、手足厥阴、手足太阳、手足阳明经有异常	
22	青少年近视眼		远视障碍	后枕及颈项部肌肉僵硬，足厥阴、足阳明、足太阴经有异常	
23	儿童弱视		单眼或双眼最佳矫正视力下降，眼部检查无器质性病变。偏食、便秘或腹泻、易感冒等	手足太阴经、足厥阴经、手足阳明经有异常，眼睛局部有结节	
24	小儿咳嗽	外感咳嗽	病程短，咳嗽，流涕，咽痒或咽痛，恶寒发热，脉浮	手太阴经尺泽、孔最、列缺穴等处有结块，手阳明经下廉—曲池穴一段有结块。背部肺俞穴附近有增厚压痛	
		内伤咳嗽	病程长，咳嗽，反复发作，昼轻夜重。脾胃虚弱，面色萎黄	手足太阴、手足阳明经缝隙松软，弹性差，有结节或者结块，足厥阴经有结节，背部肌肉松软，肺俞、脾俞穴有压痛	
25	小儿消化不良	饮食积滞	纳差，腹胀，便秘或腹泻，并见大便中有不消化食物残渣，口臭，夜寐不安，苔厚腻	任脉按之鼓胀、足阳明经缝隙饱满、手阳明经有结节	
		脾胃虚弱	纳差，腹胀，面黄，大便不成形或腹泻，体倦	手阳明经有结节或按之空虚，足阳明经压痛或萎软	

199

附篇

序号	病症	证型	症候表现	诊察异常
26	小儿脑瘫	痉瘫 软瘫 言语障碍 智力发育障碍	肢体运动障碍、竖脊肌深层僵硬，跟腱挛缩，肌肉痿软无力。智力或言语发育异常。 兼症：胃肠蠕动差，便秘	手足太阴经缝隙较硬，肌肉张力高；手足阳明经结块较多；背部足太阳经、督脉深层肌肉张力高；颈部肌肉松软无力
27	小儿抽动症	肝气郁结	摇头、眨眼、喉中异声、眴鼻等	手足厥阴经缝隙紧张，手足少阳经结块较多
		中焦壅阻	摇头、眨眼、喉中异声、眴鼻等，消化不良	手足太阴、阳明经缝隙不清，结块较多
		心火内盛	眨眼、弄舌、睡眠不安等	手少阴神门—灵道穴处结络，背部心俞穴附近压痛，可摸出紫痧
28	抑郁症	肝郁气滞	心情郁闷不畅、心神不宁、失眠、大便不调	手足厥阴经缝隙紧张，曲泽穴结块，太冲穴结节，手足少阴经缝隙紧张；胸骨处有压痛，腹部较硬，温度低。背部上胸段棘突间隙狭窄
29	肥胖症	脾虚湿热	肥胖，嗜食，嗜睡，身困体乏，痰多气喘，大便黏腻	手足太阴经、足厥阴经、手足阳明经肘膝以下有结节、饱满感，腹部脂肪堆积、松软或板结
30	早衰	肾精不足，脾胃虚弱，五脏失养，阴阳失调	表现为神疲乏力、反应迟钝、须发早白或脱发，腰膝酸软	足阳明经、足少阴经、足太阴经肘膝以下路线出现异常，四肢肌肉痿软，任脉关元穴处松软发凉、督脉百会穴处可触及凹陷

经络诊察与推拿临床思维训练